40代からの食べてやせる
キレイな体のつくり方

一般社団法人
日本栄養バランスダイエット協会
代表理事 三田智子

あさ出版

はじめに

「40代になって、体重がまったく落ちなくなった」

「昔より食べていないのに、なぜか痩せない」

「年々、おばさん体型になっていく……」


あなたも、こんなことに悩んでいませんか？

40代になると、代謝ががくんと落ち、簡単には痩せなくなってしまいます。

仮に痩せても、肌がかさかさになったり、皮膚がたるんだり、老けたように見えたり、場合によっては、健康を大きく害してしまうことも。

では、40代以降はキレイに痩せることは不可能なのでしょうか。

いいえ、そんなことはありません。


健康的に痩せたい。

若返りたい。

キレイになりたい。
おばさん体型とサヨナラしたい。

みなさんのそんな望みを叶えてくれるのが、本書で紹介する**「モデル体型ダイエット」**です。
これまで**1000人超が実践**し、**9割以上が成功**しているこのダイエットなら、
何歳からでも、今がどんな体型でも、理想的なキレイな身体をつくることができます。
しかも、**運動ゼロ、3食きちんと食べて、自然とモデル体型になれる**のです。
本書では、実践者が「もっと早く知りたかった！」と
口をそろえて言うダイエットのメソッドをわかりやすく、ご紹介します。
さあ、あなたも**人生で最後のダイエット**を始めましょう！

一般社団法人
日本栄養バランスダイエット協会　代表理事
三田　智子

「ダイエット難民」から一変 2カ月で6.5kgの減量に成功！

Q1. これまで試したダイエットは？
A1. 世にあるダイエット法はほとんど試しました。ランニングマシーンなどの器具、ダイエットに関する書籍やビデオなどが家に山ほど積もっていました。心理療法に大金を払ったこともあります。

Q2. モデル体型ダイエットでつらかったことはありますか？
A2. 特になかったです。このダイエットのメインである黄金バランスの食事（71ページ参照）を守れない日があっても、次の日からまた意識すればOKなので、「挫折知らず」のダイエットだと思います。

Q3. このダイエットの魅力とは？
A3. 黄金バランスを守って食べるだけで勝手に痩せていくのが一番の魅力。また、痩せるだけでなく、勝手に体型も整っていくので、本当に魔法のようなダイエットです。1日も早く試してほしいです！

R. I.さんは、14歳で太り始めてから30年間、試したダイエットは70以上という典型的なダイエット難民。管理栄養士や健康運動実践指導者の資格を取得し、20年間、食生活や運動の指導をする立場でしたが、自分のダイエットだけは失敗続きでした。
「食生活について教える知識をもっていても、その通りの食生活を実践することなんて無理だと思っていたんです」
「私だけは痩せることができないんだ、もうダイエットはやめよう」と決心した44歳のとき、たまたまインターネットでこのモデル体型ダイエット塾の存在を知り、最後のチャンスと、藁《わら》をもつかむ思いで入塾。すると、54kgだった体重が驚くほどスムーズに47.5kgまで落ちたのです。

それから1年が過ぎましたが、人生で初めてリバウンドせず、47kg前後の体重をキープすることに成功しています。

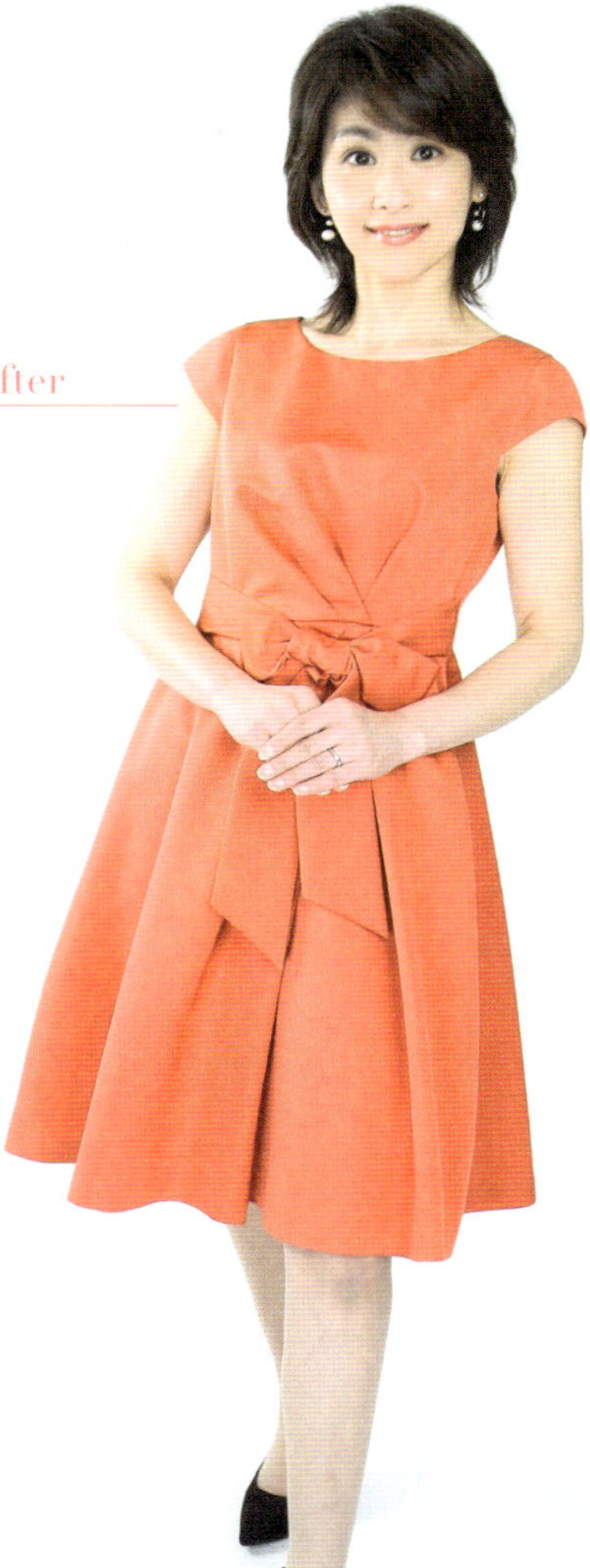

after

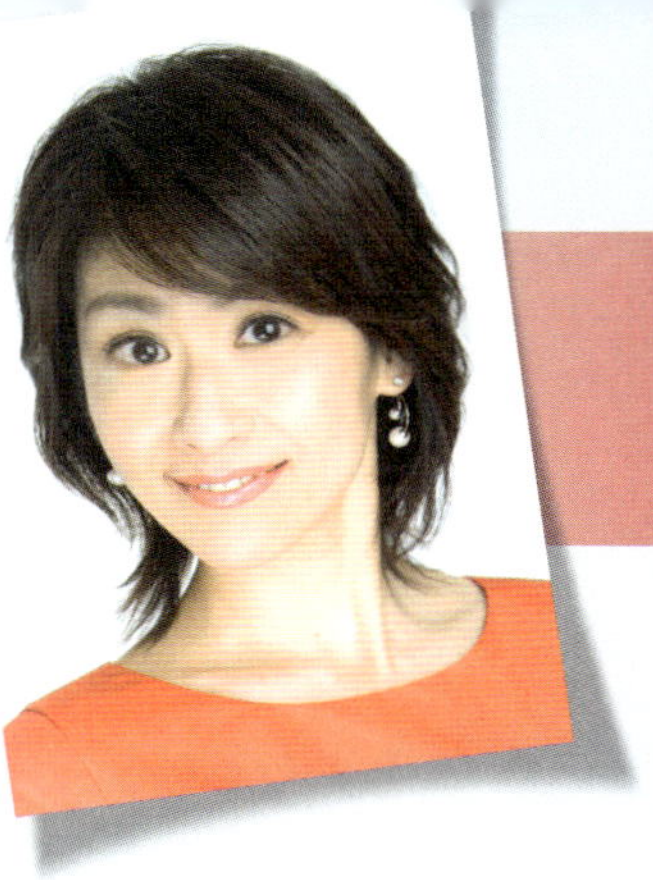

R. I.さん

45歳　身長160cm

体重54kg（44歳）

▼

47.5kg（現在）

−6.5kg
（2カ月）

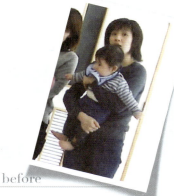

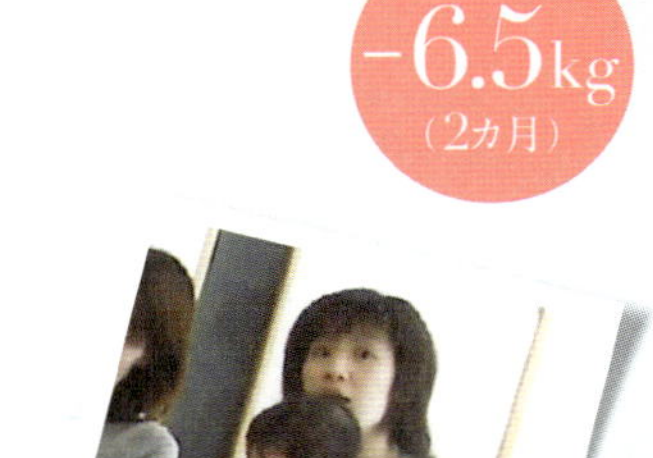

before

菊地圭子さん

45歳　身長161cm

体重73kg（42歳）

▼

57kg（現在）

−16kg（1年1カ月）

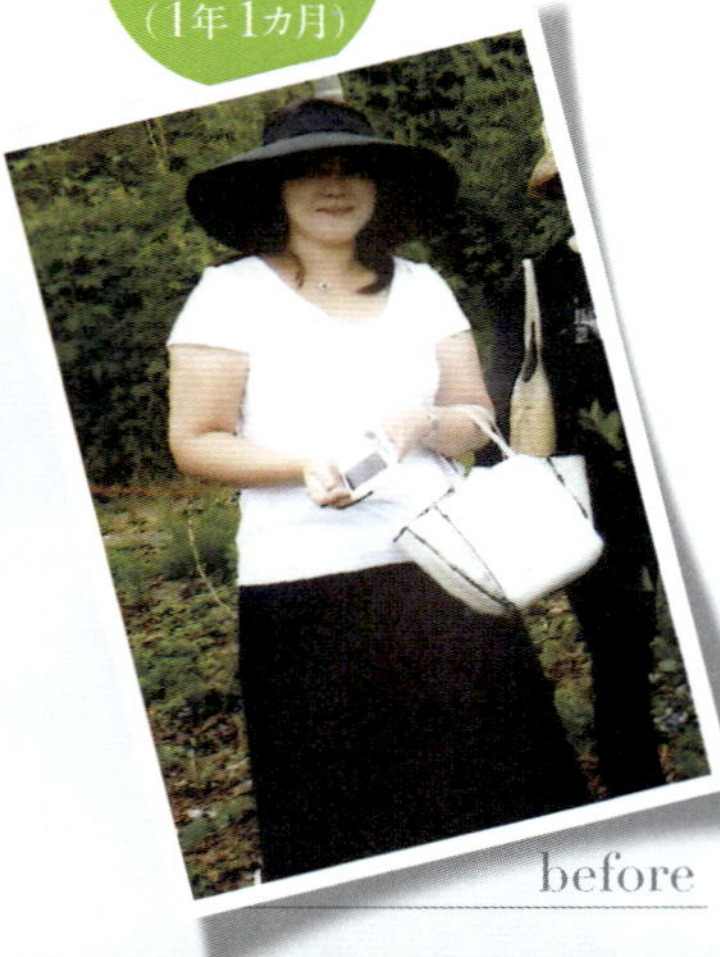

before

結婚式を挙げた日から15年で24kg増加したという専業主婦の菊地さん。

「産後太りが永遠に続く感じでした。家族をサポートすることに必死で、自分にかまってられず着られる服もなくなって、おしゃれもしなくなり……。いつも自己肯定感がもてずにイライラしていました」

一度、意を決して取り組んだダイエットで大幅に体重ダウンしたもののリバウンドし、10kg増加するはめに！　結果的に前より太ってしまったそう。

「お酒も大好きでしたし、結局、自由気ままな食生活に戻っちゃうんですよね」

そんな折、知人がfacebookで「いいね!」をつけていたことでモデル体型ダイエット塾を知り、入塾。旅行や外食を楽しみながら、なんと16kgの減量に成功！

それから3年後には、友人の勧めで応募したミセスインターナショナル2018のファイナリストに残ったそうです。

「不機嫌な主婦」から「ミセスインターナショナルの最終候補」に

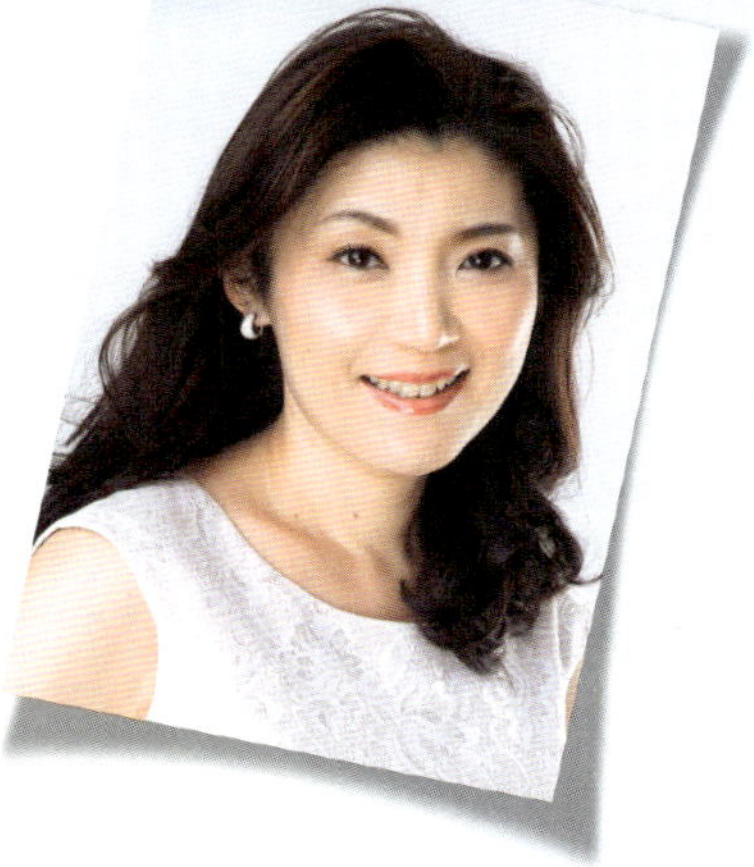

after

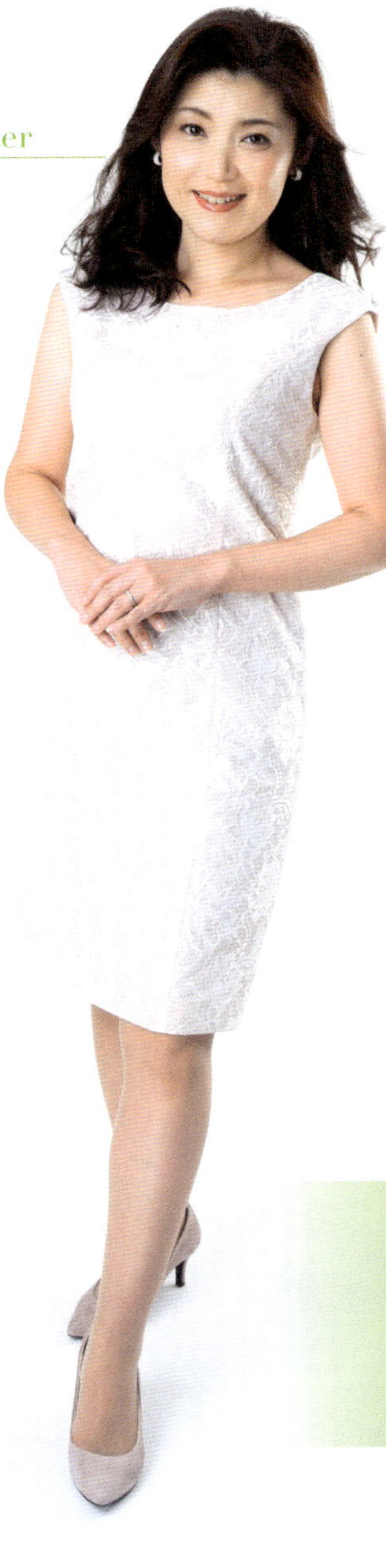

Q1. これまで試したダイエットは？

A1. 糖質を抜いてサプリを飲みながら補正下着をつけるダイエットや、パーソナルトレーニングなどです。パーソナルトレーニングでは、糖質や塩分を抜きながら定期的に筋トレをしていたんですが、ある日、車を運転中みぞおちに激痛が走り、病院に行ったら胆石が見つかったんです。無理な食事制限をしすぎたせいかもと、すぐに中止しました。

Q2. モデル体型ダイエットを始めて生活はどう変わりましたか？

A2. 毎晩飲んでいたお酒を飲みたいと思わなくなりました。痩せておしゃれができるようになってからは毎日が楽しいです。外食もできるし、以前より人とのお付き合いを大切にするようになりました。

Q3. このダイエットの魅力とは？

A3. 食べてはいけないものがないこと！白米が大好きなので3食穀物を食べられるのはすごく嬉しいです！

痩せて「美人恐怖症」を克服
現在はモデルとして活躍中！

クロカミ美奈子さん
50歳　身長165cm
体重60kg（45歳）
▼
52kg（現在）
−8kg（3カ月）

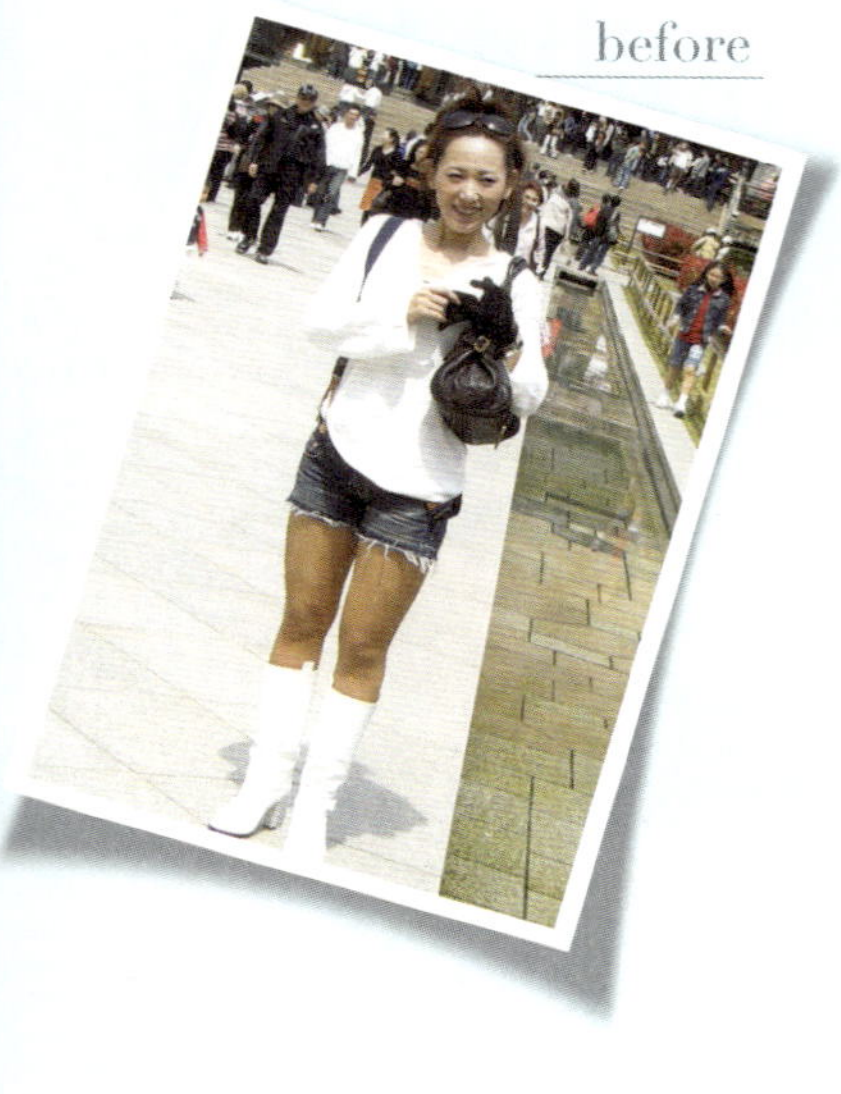
before

30代の頃から食事制限によるダイエットを中心に試してきたクロカミさん。やればそれなりの結果は出るものの、やめるとすぐに戻ってしまう、の繰り返しでした。40代になってからは、それまでの方法では痩せられなくなり、困って始めたのが自己流の絶食ダイエット。酵素ドリンクを飲みながら月に2回、2日間の絶食をするというダイエット法を1年近く続けましたが、体重はまったく減らなかったと言います。

「食べないからいつもお腹が空いていて、朝から頭がぼーっとしていました。気分も沈みがちでしたね」

そんなある日、手に赤い斑点が現れていることに気づいて病院へ。原因を調べると、栄養失調によるものでした。

「太っているのに栄養失調なんて！　もうどうしたらいいのかわかりませんでした……」

そんなとき、雑誌の特集ページでモデル体型ダイエットを知り、黄金バランスで食生活の改善を図ったところ、面白いほど体重が落ち、3カ月で8kgの減量に成功！　現在はモデルになる夢を叶え、活躍されています。

Q1.　これまで試したダイエットは？

A1.　あらゆることを試しました。とりわけ下半身が太いのがコンプレックスだったので、美容外科に行って脂肪溶解注射（メソセラピー）をしたこともあります。でも、医師の腕の問題か、吸引した箇所が不自然に凹んでしまって……。きつい矯正下着をつけて必死でもとに戻しました。もうあんな思いは二度とイヤですね。

Q2.　モデル体型ダイエットを始めて生活はどう変わりましたか？

A2.　下半身が細くなり、ミニスカートをはけるようになりました！　肌もキレイになり、外出が楽しくなりました。

Q3.　このダイエットをして良かったことは？

A3.　「美人恐怖症」を克服できたことです。このダイエットを知った頃、世の中は美魔女ブームで、自分と同じ年くらいのキレイな女性を見るたびに卑屈になっていました。でも、そんな私がこのダイエットのおかげで今では夢だったモデルになることができました！　気持ちも常に前向きでいられています。

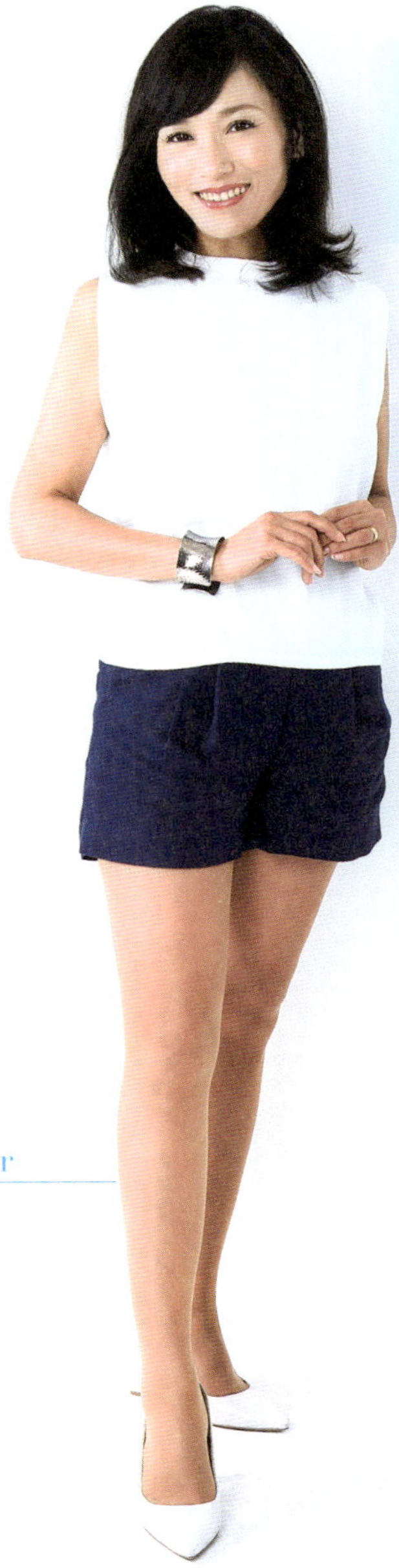

after

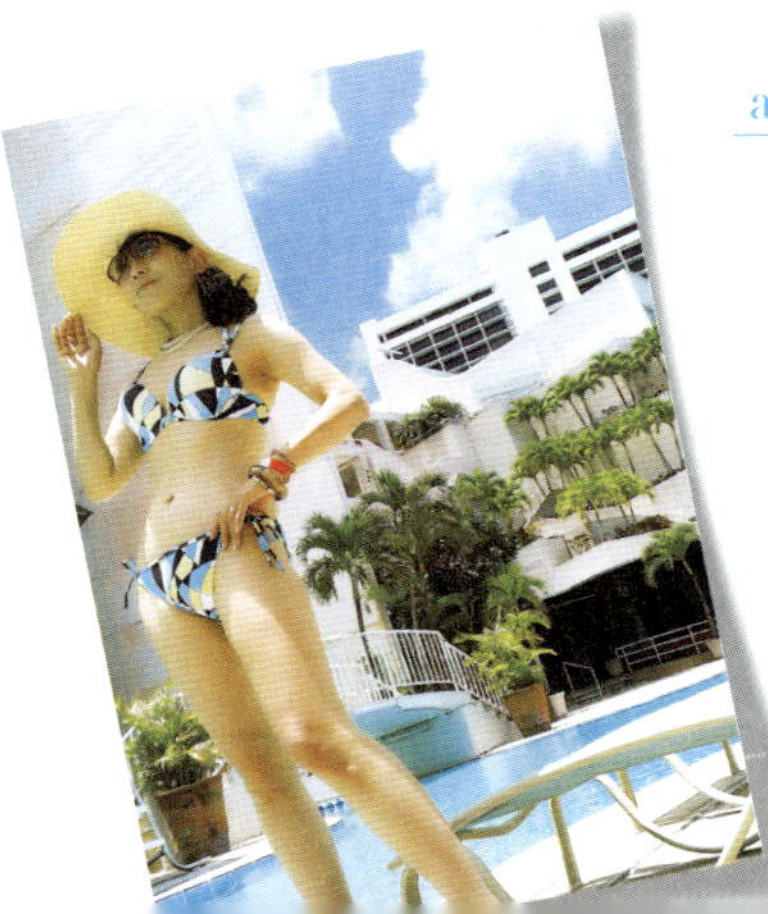

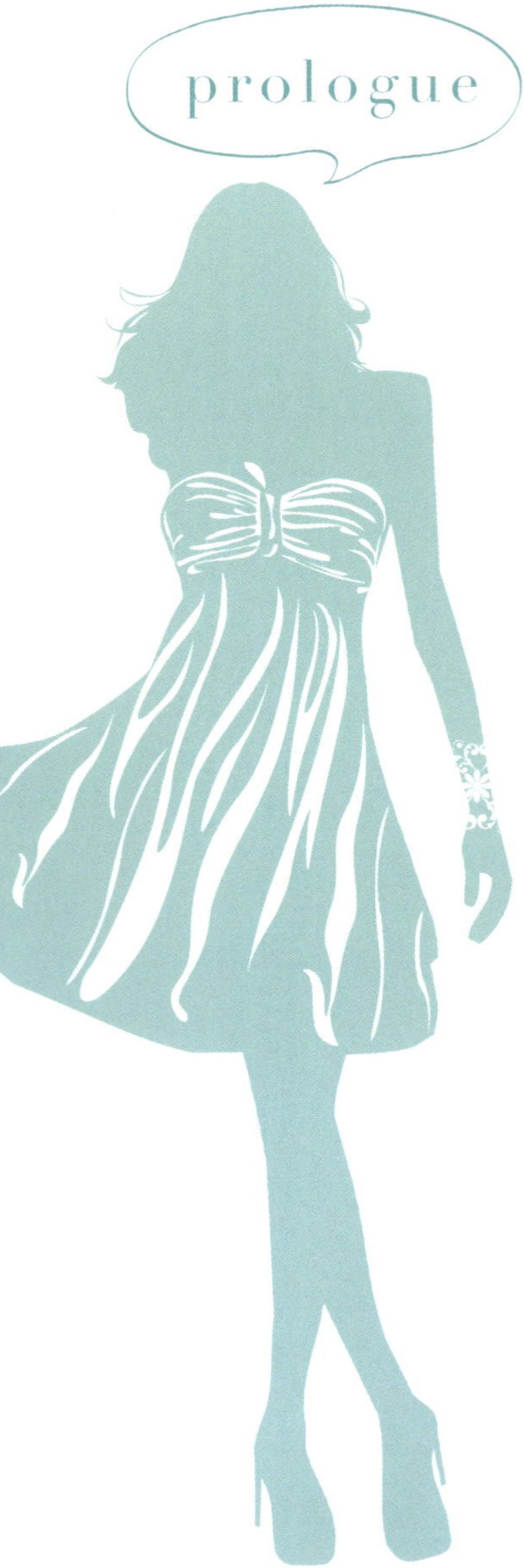

代謝の下がった40代、どうやって痩せたらいいの？

「もう私に残された道はこれしかないかも……」

40代半ばを過ぎた頃の私は、美容外科の脂肪吸引のサイトを見るのが日課になっていました。コツコツと貯めてきた預金通帳を握りしめながら……。

40代に入ってからというもの、体重はじわじわと増加の一途。今までと生活は変わらないし、むしろ食べる量を減らしているというのに、おなかの贅肉がひどいストレスで、毎日が憂鬱でした。

周りの友達はスリムでキレイな方が多く、彼女たちと比べては落ち込む毎日。自信が持てず、自分がイヤで仕方ありませんでした。

ダイエットをしてみるものの、それまでの方法では一向に体重が減らなくなり、

「もう一生痩せられないのかな」と、半ばあきらめの境地に。

それでも希望を捨てきれず、雑誌やテレビでダイエットが特集されれば、必ず検証しました。

3食必ず納豆を食べる、酵素ドリンク、中国から輸入した大きなカプセルの薬、断食、ファスティングなどなど……。どれも、一時的には体重は減りましたが、やめた途端にリバウンド。せっかく痩せたというのに、元の体重に戻ってしまい、お金と時間を何度も無駄にしました。

極端なダイエットは、身体にもいいわけがありません。そんなことは百も承知でしたが、そのときの私は、将来の健康のことなんてどうでもよく、

「とにかく痩せたい！ 20代のときのようにスリムになりたい！」

と強く思っていました。

「今の私は、本当の私じゃない。痩せたら私だってキレイになれるはず！　画期的なダイエット方法がきっとあるはずだから、それを見つけなきゃ！」

そうして書店でダイエット本を何十冊も買い込んで熟読しました。

本によって、「牛乳はダメ、糖質は悪、肉は食べるな、果物だけでいい」など意見は様々。

「いったいどうすればいいの？　誰か教えて――」

私は、何を信じたらいいのかさっぱりわからなくなってしまいました。

▼リバウンドしないダイエットを求めて

痩せてもリバウンドしてしまう日々を繰り返していたある日、

「そうだ！　リバウンドしないダイエットをすればいい！」

という考えが、ふと頭に浮かびました。

リバウンドしなければ、その体重をキープできます。もっと痩せたくなったときは、またダイエットする。それを繰り返したら、いつか必ず人もうらやむモデル体型になれるはず！　そう思ったのです。

しかし、リバウンドしないダイエット方法を見つけることができませんでした。

しかも、当時の私はＢＭＩ21の標準体型。肥満から痩せる方法はたくさんありましたが、標準体型から痩せる方法は、どこを探しても見つかりませんでした。

標準体型でも痩せられて、リバウンドしない方法……。考え、考え、考え抜いて、出た答えは、

『ダイエットしないこと』

「え？　何言ってるの？　痩せたいならダイエットしないと」

「でも、今まで、ダイエットしたら必ずリバウンドしていたんだから、ダイエットしないで、一生続けられることが『痩せる』ことにつながればいいんじゃないの？」

「じゃあ、一生続けられることって？」

「3食きちんと食べること……？」

自問自答を繰り返した結果、普通に一生苦労しないでできることと言ったら、「3食きちんと食べること」しか見つからなかったのです。

3食きちんと食べて痩せることに大成功！

しかし、いざ食事をしようとすると、何をどう食べたら良いのかわかりませんでした。そこで、健康重視のバランスの良い食事を参考にすることに。

実は、それまでの私は、とてもいい加減な食事しかしてきませんでした。お恥ずかしながら子どもの頃から野菜が大嫌いで、お菓子が大・大・大好き。お菓子を食べるために、白いご飯を食べないほどでした。

朝ご飯は、有名ベーカリーで買ってきた甘いペストリー3個をコーヒーと一緒に。お昼は家に一人なので、ママ友とランチか、あとは適当。夕食では野菜のおかずを申し訳程度に家族と一緒に食べ、肉は好きだったので、普通に食べていましたが、白いご飯だけは避けていました。ただ、夕食にご飯を食べないので、なんとなく物足りなく、食後のデザートは日課でした。

そんな生活に終止符を打ち、まず朝からきちんと栄養バランスのとれた食事をするようにしました。3食きちんと食べられたら、夜、好きなお菓子を1個食べてもいいというご褒美もつくりました。

すると、**3カ月で4kgを減らすことに成功。**

その間、運動は一切やっていません。週に一度はママ友とランチも楽しんでいたのに、痩せたのです。

痩せたら気分は晴れ晴れ！「ちょっと痩せたんじゃない？」と言われた日には嬉しくて、一日中るんるんでした。

3カ月も続けると、お菓子ばかり食べていた私でもきちんと食事することに慣れ、この食事をずっと続けていきたいと思うようになりました。

この経験が、私が提唱している「モデル体型ダイエット」の原点です。

その後、日本で一番安全で効率的なダイエットを目指し、52歳で女子栄養大学短期大学部へキャリア入学。２０２０年に58歳で管理栄養士の資格を取得し、ますますこのメソッドに磨きをかけていきました。

49歳で専業主婦からモデル体型ダイエットのノウハウを教える「モデル体型ダイエット塾」をスタートして、今年で8年目になります。

これまでモデル体型ダイエットの実践者は３０００人超、９割以上の方がダイエットに成功しています。

このダイエットを実践すれば、あなたも、美味しく食べて、健康的に、痩せることができます。

さらに、自然とキレイな体型――モデル体型になれます。

今日から早速、実践していきましょう！

モデル体型について

本書で使用している「モデル体型」とは、プロのモデルさんのような体型という意味ではありません。「好きなものを我慢せず、美味しく食べて生き生きと生活できる体型」を「モデル体型」と呼んでいます。

モデルさんはキラキラしていて、女性の憧れです。その言葉のイメージをお借りしました。

なお、モデル体型ダイエット塾の黄金バランスは、厚生労働省が提唱する日本唯一の栄養のガイドライン「日本人の食事摂取基準」をもとにしています。

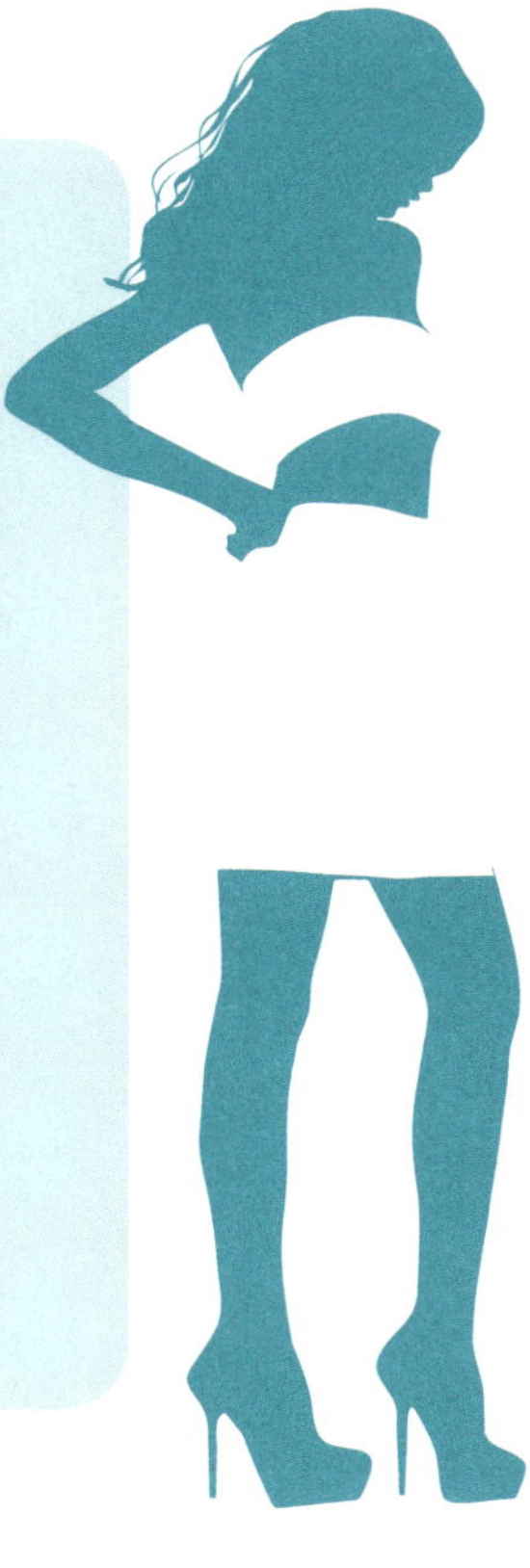

40代からの食べてやせるキレイな体のつくり方

contents

chapter

2

姿勢を正せばダイエットマインドが整う

chapter

3

痩せたいなら運動禁止！

chapter 4
〝黄金バランス〟の食事がモデル体型をつくる

chapter
5
「こんなとき、どうするの？」実践者Q&A

Book design
野口 佳大
Illustration
長嶋 道子
Edit cooperation
加藤 道子
（FIX JAPAN）
山本 櫻子
Cooperation
合同会社
DreamMaker

chapter

1

食べて痩せる魔法のような「モデル体型ダイエット」とは

美味しいものを食べて痩せる、
リバウンドなし。
この夢のようなダイエットは
いったいどんなものなのでしょうか？

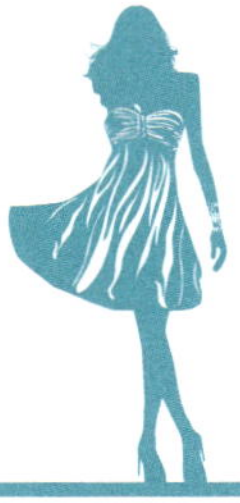

ダイエットの常識を覆す 3つのルール

まず、モデル体型ダイエットの3つのルールをご紹介しましょう。

① 姿勢を良くする
② 痩せるための運動は禁止
③ 3食、「黄金バランス」で食べる

「え？　本当にこんなので痩せられるの？」

「運動しないと、引き締まらないでしょ？」

「食べなくても痩せないのに、3食きちんと食べるの？」

と、おっしゃる方が多いかもしれません。

世の中のダイエットに毒されている方ほど、このルールを守るのには抵抗があることでしょう。

しかし、もしこれが本当ならば、夢のような話だと思いませんか？

このダイエットを実践した塾生は、

「姿勢を意識するだけでモチベーションがこんなに上がるなんて！」

「運動しなくていいなら、ジムを退会します」

「太っちゃうからご飯を食べなきゃ！」

と、大喜びです。

3つのルールのうち、メインは「3食、『黄金バランス』で食べる」こと。
そのため、食べるのは忙しいです。その点は覚悟してくださいね。
今まで、敵と思い込んでいた、穀物や芋、果物、肉さえも食べていただきます。
食べてはいけないものはありません。
毎食、いろいろなものを美味しく食べましょう。
3食きちんと食べれば、甘いものも、お酒もOKです。
40代以降に多い、痩せたら老けるなんてこともありません。
むしろ、**自然とキレイなモデル体型になり、若返る方がほとんど**です。

そのことを身をもって実感しているからこそ、モデル体型ダイエット塾の塾生は、必死に食べています。
これまで食べないダイエットをしてきた方は、「今まで食べなかったのに、どうしたの？」と、周りの人に驚かれるくらいに。

「明日の朝は何を食べようかな」「夜はパスタがいいな」と、みなさん毎日の3食の食事を心から楽しんでいます。

食べないと、痩せません。
食べないと、リバウンドしてしまいます。

今日から、みなさんもっともっと食べることに貪欲になってください。
もう減らすダイエットはやめにしましょう。

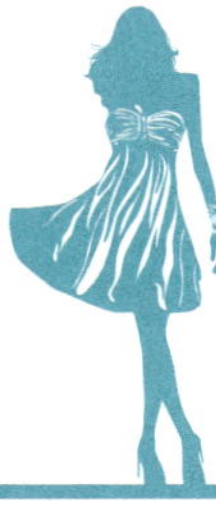

面倒なことは一切ナシ！誰でも簡単に覚えられる「黄金バランス」

「メインは食べること」と言っても、やみくもに何でも好きなだけ食べていいというわけではありません。

モデル体型ダイエットの黄金バランスは、日本唯一の栄養のガイドラインである厚生労働省の「日本人の食事摂取基準」をもとにしています。

食事摂取基準に記載のある30種以上の栄養素の推奨量（推奨量のないものは目安量もしくは目標量）以上をすべて摂取できるようにプログラムしたものが、「黄金バランス」です。

黄金バランスで食事をすることで、効率良く脂肪が燃焼され、代謝の良い身体がつくられるのです。結果、それがダイエットにつながります。

「黄金バランスを覚えなきゃいけないなんて、なんだかむずかしそう」と感じる方もいらっしゃると思いますが、ご安心ください。

カロリー計算や栄養素を覚えるなどの面倒なことは一切必要ありません！

1日のなかで決められたものを摂取する、ただそれだけでいいのです。

本書では、「黄金バランス」を7つのステップでご紹介していきます。

一度身につけてしまえば、これから先、**ダイエットに振り回されることはなくなるでしょう。**

痩せるだけでなく、健康と美しさも手に入れることができる

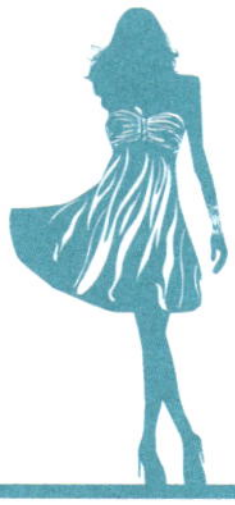

モデル体型ダイエットの効果は、痩せるだけではありません。
ダイエット成功者の方たちからは、

- **健康診断の結果がE判定→A判定になった。**
- **更年期の症状がやわらいだ。**

- **お肌や髪にツヤが出てきた。**
- **痩せにくかった下半身からどんどん痩せた。**
- **目覚めが良くなり、疲れにくくなった。**
- **お通じが良くなった。**
- **運動を一切していないのに、ウエストや背中、二の腕が細くなった。**

など、嬉しい声をたくさんいただいています。

彼女たちの声は、モデル体型ダイエットが痩せるだけでなく、**健康、美容、アンチエイジングにも効果がある**ことを証明してくれています。

必要な栄養素をきちんと摂ることができるからでしょう。

また、「〇〇だけ食べる」などのダイエットとは違い、お子さんやご主人も同じ食事を食べることができるので、自然と家族も健康になるのが嬉しいという声も、たくさん寄せられています。

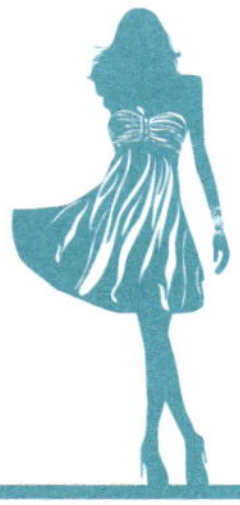

忙しい人も、料理が苦手な人も、誰でもできるダイエット

モデル体型ダイエットは食べることがメインとなりますが、料理が苦手という方でもまったく問題ありません。

「素材をどう調理するか」ではなく「どう組み合わせて食べるか」が肝なので、外食でもコンビニ食でも実践できます。食べるものを選ぶだけで、黄金バランスで食事をすることができるのです。

モデル体型ダイエット塾の塾生には、医師や看護師、モデル、栄養士など、さまざまな職業の方がいらっしゃいます。育児をしながらフルタイムで働くワーキングマザーの方々も、このダイエットに励んでいます。

夜勤などで生活リズムがバラバラでも、仕事と育児の両立で日々忙しくても、みなさん、**自分の都合に合わせてダイエットを成功させています。**

モデル体型ダイエットは、運動する時間をつくったり、生活サイクルを変えたりする必要がないので、無理なく続けることができるのです。

今まで料理をまったくしたことがないという方でも、どんな生活サイクルの方でも、痩せることができました。

本書を読んで黄金バランスの食事を実践すれば、きっと、みなさんも理想の体型を手に入れることができるでしょう。

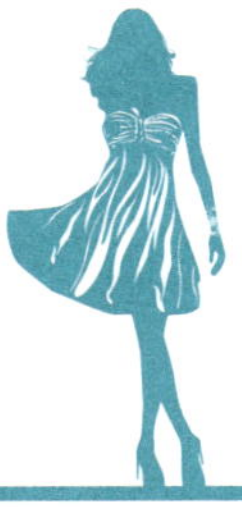

焦らずに「楽しい、嬉しい、美味しい」を感じるのが成功の鍵

「簡単に短期間で痩せる」と称するダイエット法は世の中にあふれています。

ただ、40代以降は急激に痩せると、残念なくらいに貧相に、老けて見えてしまいます。美しく痩せるためにも、決して焦らずにあなたのペースで取り組んでください。

ゆっくりと時間をかけて痩せていけば、身体もたるまず、リバウンドもしにくく、痩せたあとも体重を楽にキープすることができます。

「楽しい」「嬉しい」「美味しい」と、前向きに、明るく取り組むことが大切です。

みなさん、モデル体型ダイエットをスタートする前は、あまりにも今までのダイエットとは違うので、誰もが「自信がない」「不安」だとおっしゃいます。

しかし、始めてしまえば、誰もが楽しくダイエットに取り組んでいます。

「アルコールもお菓子もOKなので、今までのダイエットよりずっと楽！」

「食べることが楽しくなってきた。今までのダイエットは何だったのかと思う」

「体重が着実に減っていくのが嬉しい！」

などなど。

ぜひあなたも、楽しみながら美味しいものだけ食べて、キレイな身体になれることを、身をもって実感してください。

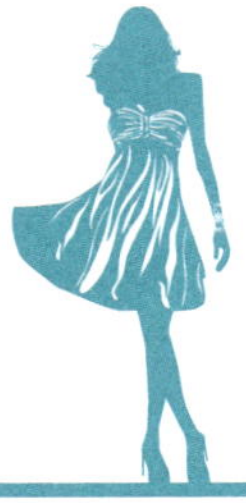

ダイエット前の撮影＆計測、目標設定は必須！

モデル体型ダイエット塾では、ダイエットを始める前に必ず全身の写真を撮っていただいています。

ビフォー（ダイエットを始める前）の写真を撮っておくことで、ダイエットが成功したとき、その成果を客観的に見つめ直すことができるからです。

「ビフォー／アフター」の写真を見ることが、「もう二度と太ってはいけない」という戒めにもなります。

撮り方は携帯でもカメラでも何でもOK。なるべく**身体のラインが見える服装**で、**全身を前と横から**撮影しておきましょう。

抵抗がある方もいらっしゃるかもしれませんが、撮った写真は誰に見せるわけでもありません。自分しか見ることができない場所に保存しておけばいいのです。どうしても不安だという方は、写真にロックをかけられるアプリなどを活用するのも良いでしょう。

写真撮影が終わったら、メジャーでサイズを測ってメモしておきましょう。ウエスト、ヒップ、太もも、ふくらはぎ、足首の5カ所は、ダイエットの効果が顕著にあらわれるところです。測っておくと、あとでダイエットの効果をより実感できます。

測り方はいたって簡単です。**ウエストは一番細いところ、それ以外は一番太いところ**に合わせて測りましょう。

できたら週に一度くらい測ることを習慣にすると良いでしょう。体重はあまり変化がなくてもサイズが落ちていく方もいらっしゃいます。

体重が1kgしか減っていないのに、ウエストが5cmも細くなったという方もいらっしゃいました。

体重がなかなか落ちない時期にはサイズダウンが励みになるでしょう。

モデル体型ダイエットは、**自然と細くしたいところが落ちていきます。**

アンダーバストが細くなり、トップはそのままという方が、「ブラのカップサイズが1つ上がりました」と喜びの報告をしてくださったこともあります。

5カ所の計測が終わったら、40ページの計算式を参考に目標体重を設定しましょう。

本書の内容をしっかり実践すれば、多くの塾生が目標体重をクリアしたように、あなたも必ずその体重まで痩せることができます。

ダイエットを始める前に、撮影＆計測をしておきましょう!

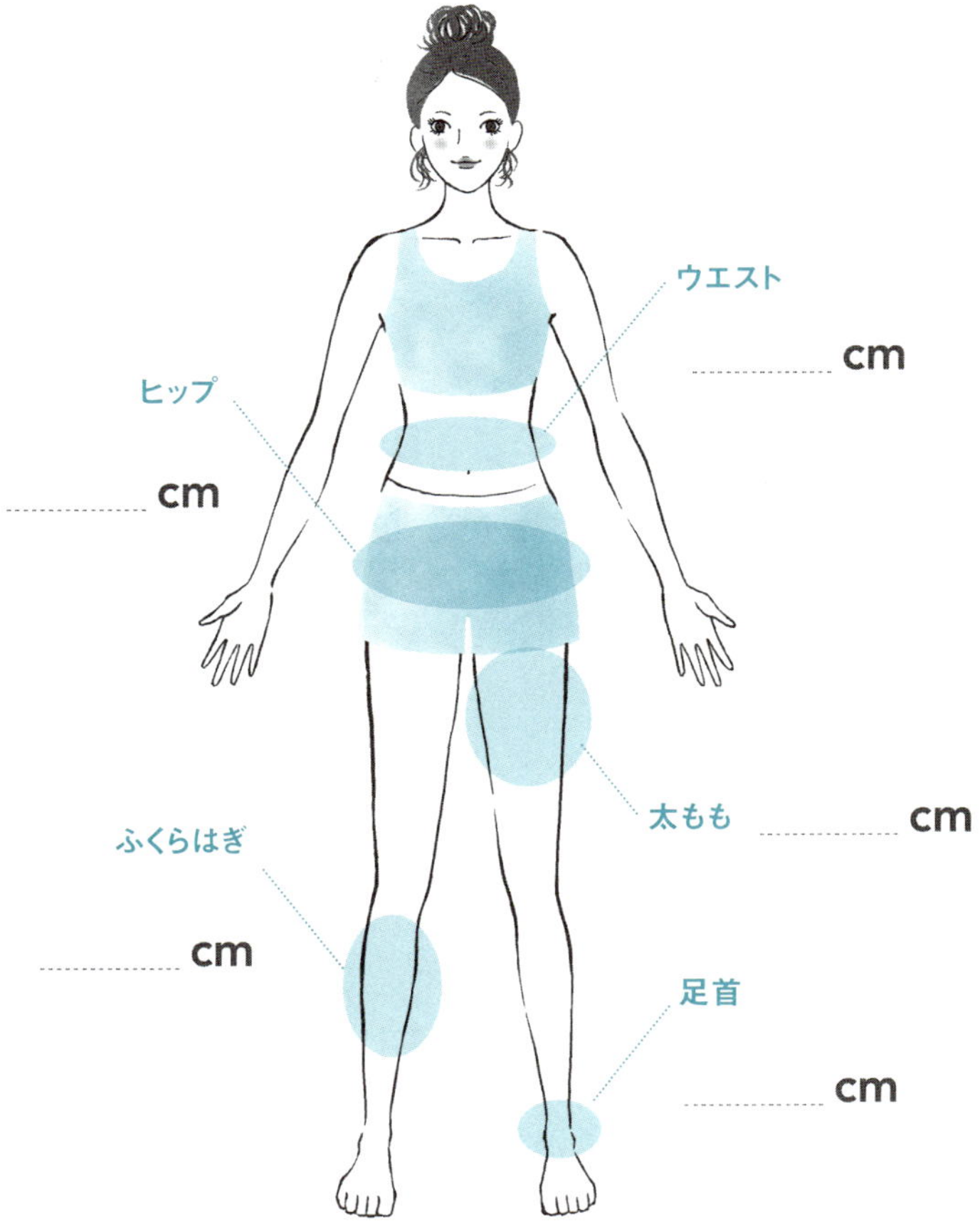

※太もも、ふくらはぎ、足首は、
左右どちらを計測してもOKです。

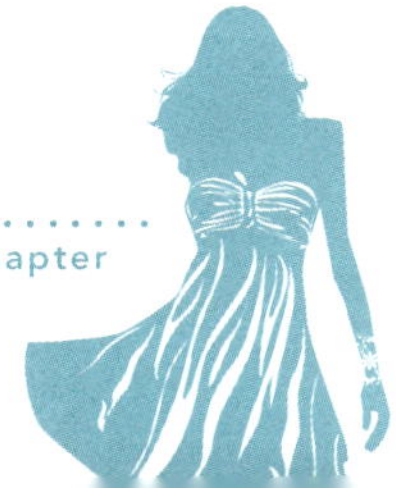

next chapter

ダイエットを始める前に、目標体重を設定しましょう！

1 まずは、あなたの現在のBMIを算出してみましょう。

BMIの算出方法

体重（kg） ÷ 身長（m） ÷ 身長（m）

（例）身長160cm／体重55kgの場合　55÷1.6÷1.6≒**BMI 21.5**

2 次に、BMI値から目標体重を設定しましょう。

理想のBMIをもとにした目標体重の算出方法

身長（m） × 身長（m） × 理想のBMI

（例）身長160cm／BMI19を目指す場合　1.6×1.6×19≒**48.6**kg

▶▶▶ あなたの目標体重　　　　kg

（注）・モデル体型ダイエット塾では、理想のBMIを18.5〜22に設定しています。
・現在、BMIが25以上の方は、まずBMI22を目指しましょう。
・痩せすぎると病気リスクが高まるため、BMI18.5以下を目指すのはやめましょう。
・50代以上の方は、BMI20以上がおすすめです。

モデル体型ダイエット塾で痩せて読者モデルになった方は、
BMI19〜20の方が多いです。
40代で痩せすぎると魅力が半減してしまいがちです。

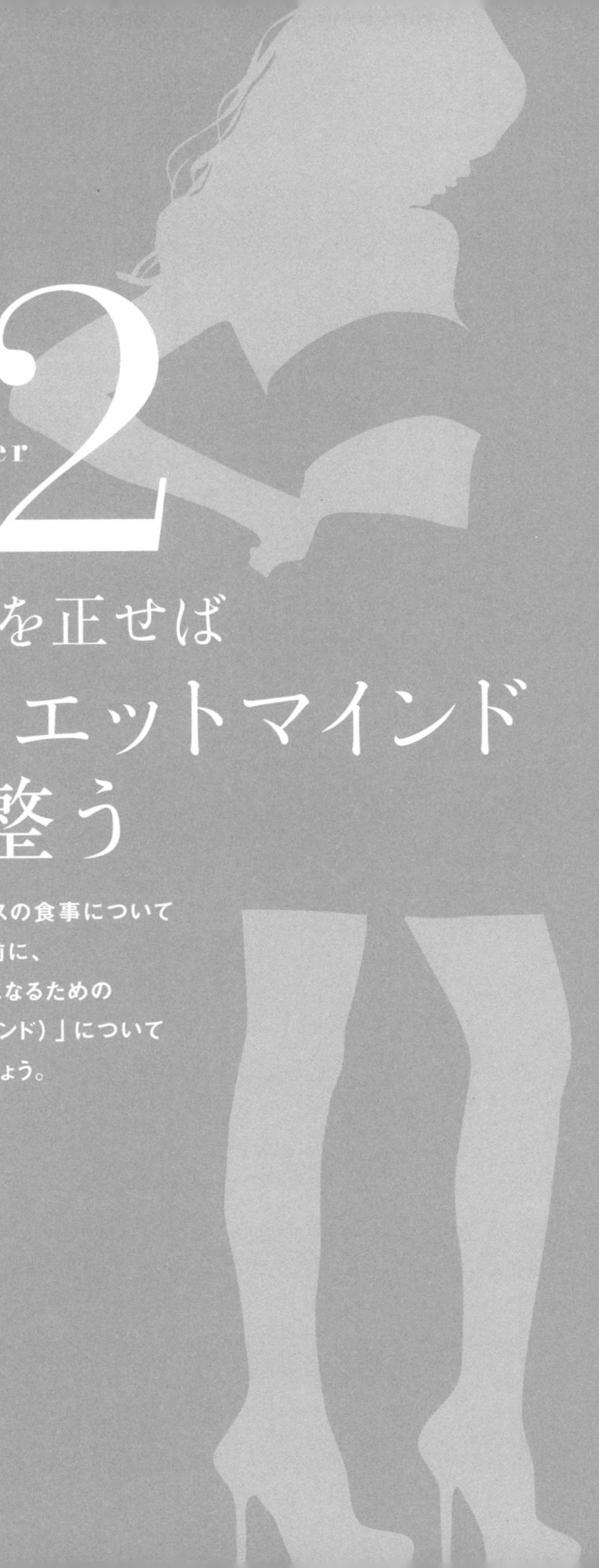

chapter 2

姿勢を正せば ダイエットマインドが整う

黄金バランスの食事について
お話しする前に、
キレイな人になるための
「姿勢（マインド）」について
お話ししましょう。

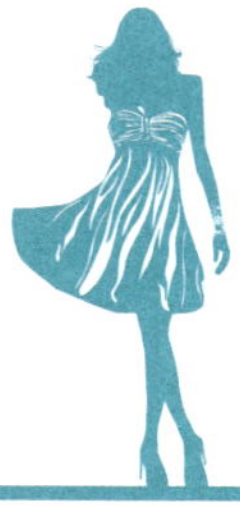

姿勢が悪いと太りやすくなる

あなたは、姿勢が良いですか？　それとも悪いですか？

姿勢は、ダイエットをするうえで、とても重要です。

姿勢が悪いと、内臓が正常に機能しなくなり代謝が下がってしまいます。代謝が下がるということは、脂肪が燃焼しにくくなるということ。**姿勢が悪いと、それが原因でさらに太ってしまう可能性もある**のです。

常に姿勢良く過ごすことは、姿勢の大切さを説いている私でもむずかしく、なかなかできません。

モデル体型ダイエット塾を開催している講座でも、「姿勢」の話をすると、みなさん一時的には良くなりますが、少し時間が経てば、すぐ元の姿勢に戻ってしまいます。

そこで、講座中に、こっそり後ろから受講生の写真を撮り、共有アルバムに画像をアップするようにしています。すると、「意識していたつもりなのに、すごく猫背でびっくりしました！」という方がたくさんいらっしゃいます。

自分の姿勢の悪さに気づいていない方は意外と多いのです。

残念ながら、自分がいつもどのような姿勢でいるのか見ることはできません。

鏡に映る自分は意識しているので、２００％姿勢が良くなっている状態だと心得ておいてください。

ぜひ周りの方に、こっそり後ろから写真を撮るようにお願いしてみましょう。

まずは自分の姿勢を認識することが、姿勢改善の第一歩となります。悪い姿勢を改善し、太りにくい身体を手に入れましょう。

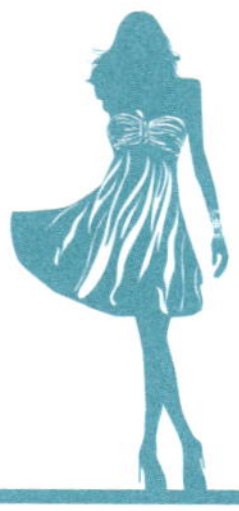

良い姿勢が「キレイ」をつくる

モデル体型ダイエット塾では、**姿勢を良くすることでダイエットへのモチベーションを高めることを推奨**しています。

姿勢を意図的にでも良くすると、ポジティブな自分を生み出すことができるからです。

以前、塾生の中にこんな方がいました。

彼女は、せっかく頑張って痩せたのになぜか幸せそうには見えず、ネガティブなオーラを発していました。

理由を聞いてみると、「もっと痩せたいんです」とぽつり。

どうしてもBMIの値を18以下にしたいというのです。

私はみなさんに、ただ痩せるより、生き生き、ハツラツと輝く女性を目指してほしいと考えています。

そのため、モデル体型ダイエット塾ではBMI18・5以下はおすすめしていません。なぜなら、健康であることが大前提だからです。BMI18・5以下になってしまうと、健康を損なう可能性が出てきてしまいます。

そこで、彼女にこう言いました。

「姿勢を良くしてみて。それだけで、あなたはもっとキレイになるわよ。これ以上痩せてしまうと頬がこけて、老けて見えてしまうわ。それではもったいないでしょ」

すると彼女は、

「本当ですか？　もっと痩せないとキレイになれないのかと思っていました。姿勢を良くするだけでいいんですね」

その後、姿勢が良くなった彼女は、それまでが嘘のように自信に満ちあふれ、表情が生き生きと輝きはじめました。

「痩せても、もっと痩せなきゃダメだと自信をもてなかったのに、姿勢良く過ごすだけで、自然と気持ちがポジティブになりました。痩せた直後よりも、今のほうが『キレイですね』と言われることが増えたのは先生のアドバイスのおかげです！」

彼女は、とびきりの笑顔でこのように言ってくれました。

今、颯爽と歩く姿は、まさにモデルのようです。

姿勢を意識することで驚きの副産物を得たという塾生もいます。

彼女はモデル体型ダイエットを始めてから、とにかく姿勢を良くすることを意識して生活していたそうです。

3カ月後、彼女はダイエットに成功したのはもちろん、くすみがちだった

顔色がみるみる明るくなり、なんとファンデーションのカラーがワントーン上がったと言うのです。

食事による影響が大きいとは思いますが、姿勢を良くしたことで顔まわりの血流が整い、顔の血色が良くなったことも原因だったようです。

姿勢を良くすることはメンタル面だけでなく、身体面にもさまざまなメリットをもたらしてくれます。

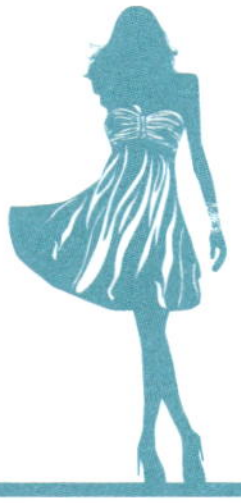

骨盤を立てて美しい姿勢を手に入れる

正しい姿勢の基本は「骨盤」にあります。

骨盤は上半身を支える土台となっており、土台が崩れると、背骨もゆがんでしまいます。多いのが、「猫背姿勢」です。

姿勢が悪いと血流が悪くなったり、集中力が落ちたりと、良いことがありません。

骨盤を立てて、猫背にならないよう意識しましょう。

骨盤の立て方はむずかしくありません。

下のイラストのように骨盤の横に手を当てたとき、猫背姿勢になっていると、骨盤が後ろに倒れているはずです。手首をそのまま前にひねり、骨盤を立てるように動かしてみてください。ぐっと姿勢が良くなります。

ただし、このとき腰を反りすぎないように注意しましょう。お腹をへこませるように、おへその下に力を入れてくださいね。

常に意識し続けることで、自然とその姿勢が身体に染みついてきます。

猫背からの骨盤の立て方

1 骨盤の横に手を当てる。

2 手首をそのまま前にひねる。

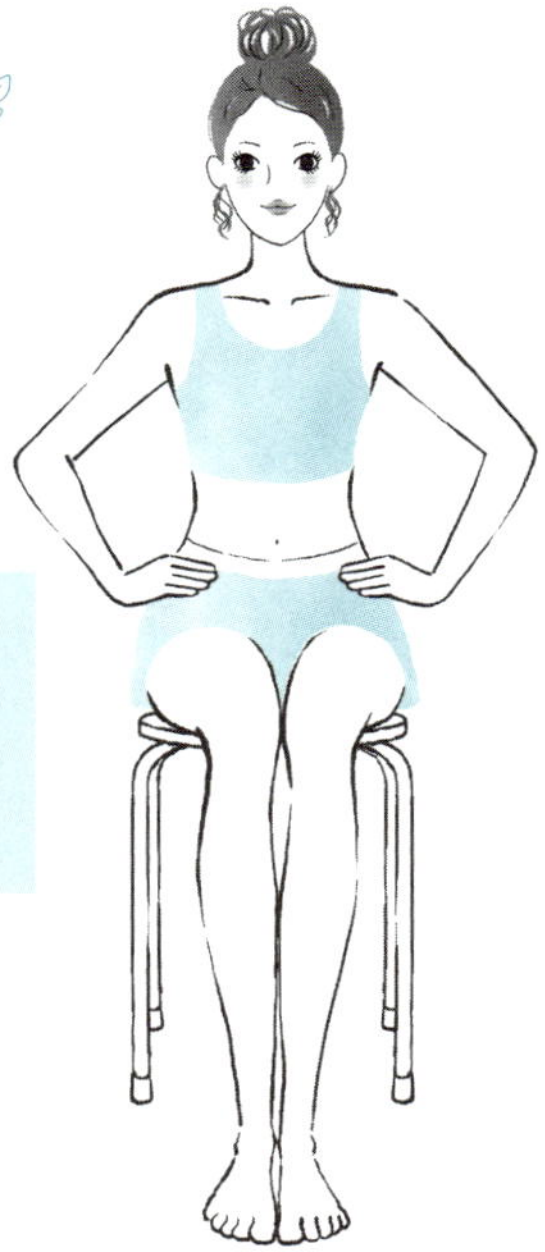

Check!

- 腰を反りすぎていないか。
- おへその下に力が入っているか。

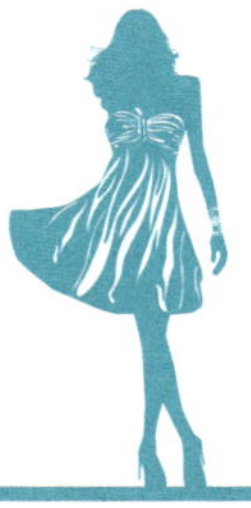

信号待ちは〝モデル気分〟で姿勢良く

ダイエットをしているとき、思うように効果が出ないと、どうしてもネガティブになってしまいますよね。

「ああ、また増えちゃった……」

毎日、体重計に乗ってはため息ばかり。「もうダイエットなんてやめよう。私にはやっぱり無理なんだ……」と、ネガティブになってしまうこともあるかもしれません。

人はネガティブになると、無意識にうつむきがちになり、姿勢が悪くなります。

姿勢が悪いと体内に取り込む酸素の量が少なくなり、全身の機能が低下するため、疲労も感じやすくなります。

そして、ますます思考が後ろ向きになってしまいます。

気持ちが落ち込んでいるときほど、姿勢を正すことが大切です。

座っているときも立っているときも、次のことを意識しましょう。

❶ 49ページで紹介したように骨盤を立てる。
❷ 頭のてっぺんから糸で上に引っ張られているように意識する。
❸ 背筋をピンと伸ばす。

正しい姿勢は、自分をキレイに見せるもっとも簡単な自己プロデュース法であり、ダイエットにも良い影響を与えてくれます。

良い姿勢を身体に覚え込ませるためのおすすめの方法があります。

それは、**「姿勢を意識する瞬間」を決めておく**ことです。

私が姿勢を意識すると決めているのは「信号待ちをしているとき」です。

信号を待っているとき、携帯をチェックしてしまう方も多いでしょう。

携帯を見るときは、どうしても猫背になってしまいがちです。

私は信号待ちをしているときだけは、「誰よりも美しい姿勢」を意識するよう心がけています。

頭をまっすぐ背骨の上に乗せて、ひざを伸ばしてピシッと、しっかりと立ち、信号が青に変わったら「私はモデルよ」と言い聞かせながら、横断歩道をランウェイだと思って歩くのです。

背筋を伸ばし、視線を前に向けて姿勢良く歩くことは、消費カロリーの増加、代謝アップにもつながります。

「私はモデル」「私はキレイ」と思い込むことで、ダイエットのモチベーションもアップするので、試してみてくださいね。

姿勢を意識する瞬間を決めておきましょう

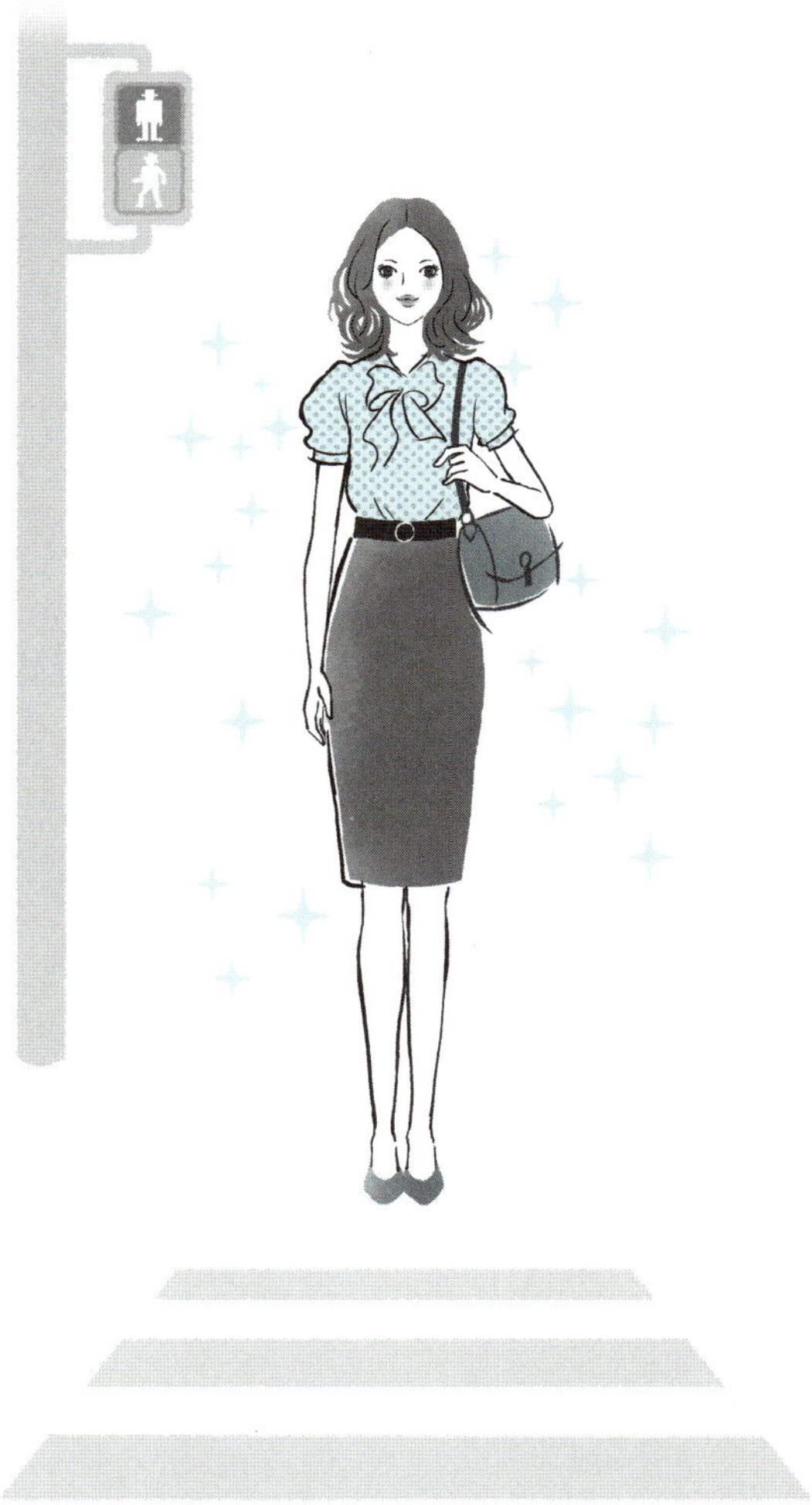

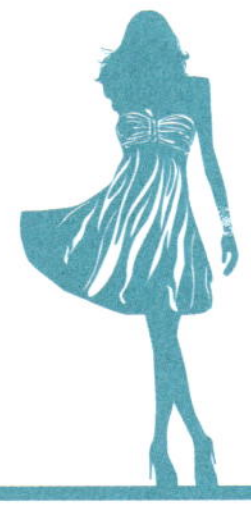

一人での食事のときこそ姿勢に気をつける

みなさんは普段、どんな姿勢で食事をしていますか？

家で一人でする食事は、「誰かに見られている」という意識がないので、どうしても姿勢が悪くなりがちです。

食事をしているときに姿勢が悪いと、腸や内臓が縮こまってうまく活動できないため、食べ物が消化しづらくなってしまいます。消化できないと食べ物が体内に蓄積され、便秘などの原因にもなりかねません。

家で一人で食事をするときは、**鏡を自分の前に置いて食事することをおすすめ**します。

先ほどお話しした方法で骨盤を立て、鏡で姿勢を確認しながら食べましょう。

ちなみに鏡を見ながら食べることには、ご飯が美味しくなるという効果もあります。

一人で食事をするときに、鏡の前で食べるのと、鏡なしで食べるのとでは、鏡を見ながらのほうが美味しく感じたという実験データがあります。

一人で食事をするより、誰かと一緒に食事をしていると認識をしたときのほうが「美味しく感じる」のです。

どうせ同じものを食べるのなら、少しでも美味しいほうがうれしいですよね。

chapter 4で詳しくお伝えしますが、モデル体型ダイエットは、「一食入魂」で、いかに美味しく、満足できるかが鍵を握っています。

ぜひ試してみてください。

COLUMN 1

毎日体重計に乗って「体重変動グラフ」をつけよう!

モデル体型ダイエットを始めたら、毎日体重を計り、「体重変動グラフ」をつけましょう。洗面所やキッチンなどに貼っておくと変化をより感じられるため、毎日の励みになります。

これまで運動や食事制限によるダイエットをしていた方は、黄金バランスで食べることによって初期は体重が増加することもあります。しかし、これは今までの間違ったダイエットが原因で太りやすい体質をつくってしまったために起こる一時的なものなので、心配することはありません。

気にせず黄金バランスの食事を続けてくださいね。続ければ、間違いなく体質が変化し、脂肪が燃焼しやすい身体になり、体重も落ち始めます。

始める前に計測したウエストや太ももなどのサイズも、体重のように毎日でなくてもいいので測ってグラフに記録すると、より体型の変化がわかりやすくなります。

「すぐに結果を出したい」という気持ちはぐっと抑えて、ゆっくり、着実に、健康でスリムな身体を手に入れましょう。

chapter 3

痩せたいなら 運動禁止！

運動によるダイエットは一時的に体重が落ちても、
運動をやめるとリバウンドしてしまう人が大半です。
中には、始める前より体重が増えてしまう人も。
それならむしろ、はじめから
運動をしないほうが良いのです。
その理由を詳しくお話しします。

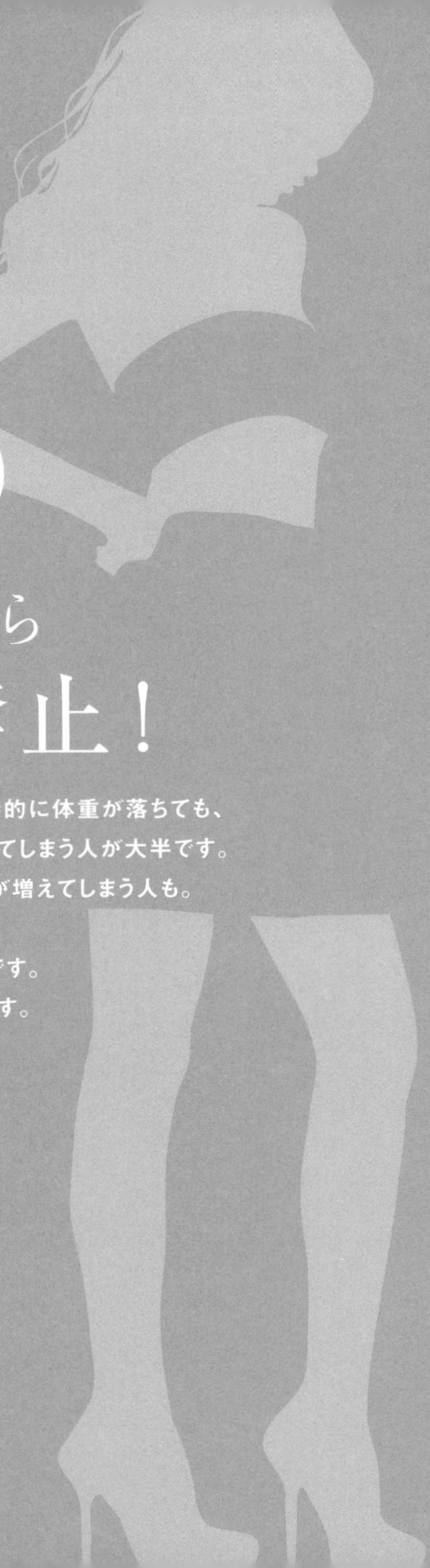

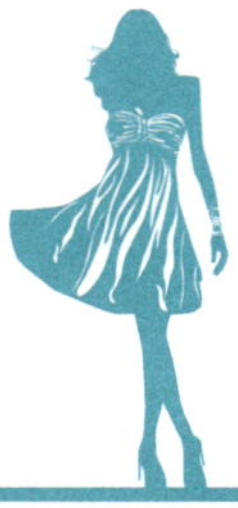

運動を「しなくてもいい」ではなく「禁止」する理由

モデル体型ダイエットでは、痩せるための運動を禁止しています。

運動を「しなくてもいい」ではなく、「禁止」している理由は、次の3つです。

1. ダイエットのための運動は続かず、さらに痩せにくい体質になる

運動量を増やせば、たしかに体重は一時的に落ちるかもしれませんが、目標体重を

達成したからと運動をやめれば、間違いなくリバウンドしてしまいます。元に戻るのはあっという間です。**リバウンドを繰り返せば繰り返すほど、その分、痩せにくい体質になってしまいます。**

こんな恐ろしい悪のスパイラルは、すぐに断ち切ってしまいましょう。

そもそも、痩せるためだけにイヤイヤ運動を続けるのは、苦痛以外の何物でもありません。何を隠そう、私は運動が嫌いです(笑)。運動するためには着替えなどの準備が必要ですし、お金も時間もかかります。しかも、頑張って運動してもそれほど効果が出るわけではありません。

「頑張って運動してもそれほど効果がない」

「運動をやめてしまえば、リバウンドして痩せにくい体質になる」

このように、**続けることができない運動は、マイナスなことばかり**です。

だからこそ、ダイエット中のしたくない運動は「禁止」なのです。

2. 有酸素運動は筋肉を削る

ダイエットで人気のウォーキング、ジョギング、水泳などの有酸素運動は、脂肪を燃焼させるのに良いと一般的には思われています。

しかし、運動を長時間続けていると体内の糖質が不足するため、筋肉を削ることでエネルギーを捻出しはじめます。

長時間の有酸素運動は、筋肉を増やすどころか筋肉そのものを削ってしまう危険が伴います。筋肉が減ると代謝が下がるため、有酸素運動をすればするほど、太りやすい身体になっていくのです。

さらに、運動後は低血糖状態になるので、お腹が空きやすくなります。

たっぷり有酸素運動をしたあとに、「今日は頑張ったから甘いものを食べても大丈夫♪」と思ったことはありませんか？

実を言うと、私がそうでした。有酸素運動を1時間以上して消費されるカロリーはせいぜい100〜200kcal。小さなケーキ1つでも300kcalほどはありますから、せっかく運動しても、むしろ太ってしまうという結果になります。

また、「運動しなきゃ絶対に痩せない」と考え、無理に頑張ってストレスをためているとしたら、逆効果です。なぜなら、人はストレスを感じると、食欲を抑える働きをするセロトニンを低下させるホルモンを脳内で分泌します。

つまり、**ストレスを感じながらの運動はむしろ、食欲を増進させるので、ダイエットに悪影響**なのです。

3. 運動する時間を食べる時間にまわしてほしい

「黄金バランス」にのっとった食事は、あれもこれも食べなくてはいけないので大忙しです。

運動に費やす時間があるくらいなら、その時間を食べることにまわしていただきたいのです。

「痩せたい」という気持ちがあるならば、絶対に運動はしないでください。

黄金バランスを身につけるまでは、運動よりも食事をすることに集中してほしいと思います。

ただし、ダイエット目的ではなく、もともと運動が好きな方は、禁止する必要はありません。

私は、健康を維持するためには、運動は必要だと思っています。

痩せて動きたくなったら、ぜひ、自分が好きでずっと続けられる運動を見つけてくださいね。

運動をしなくても、
食事で痩せられます！

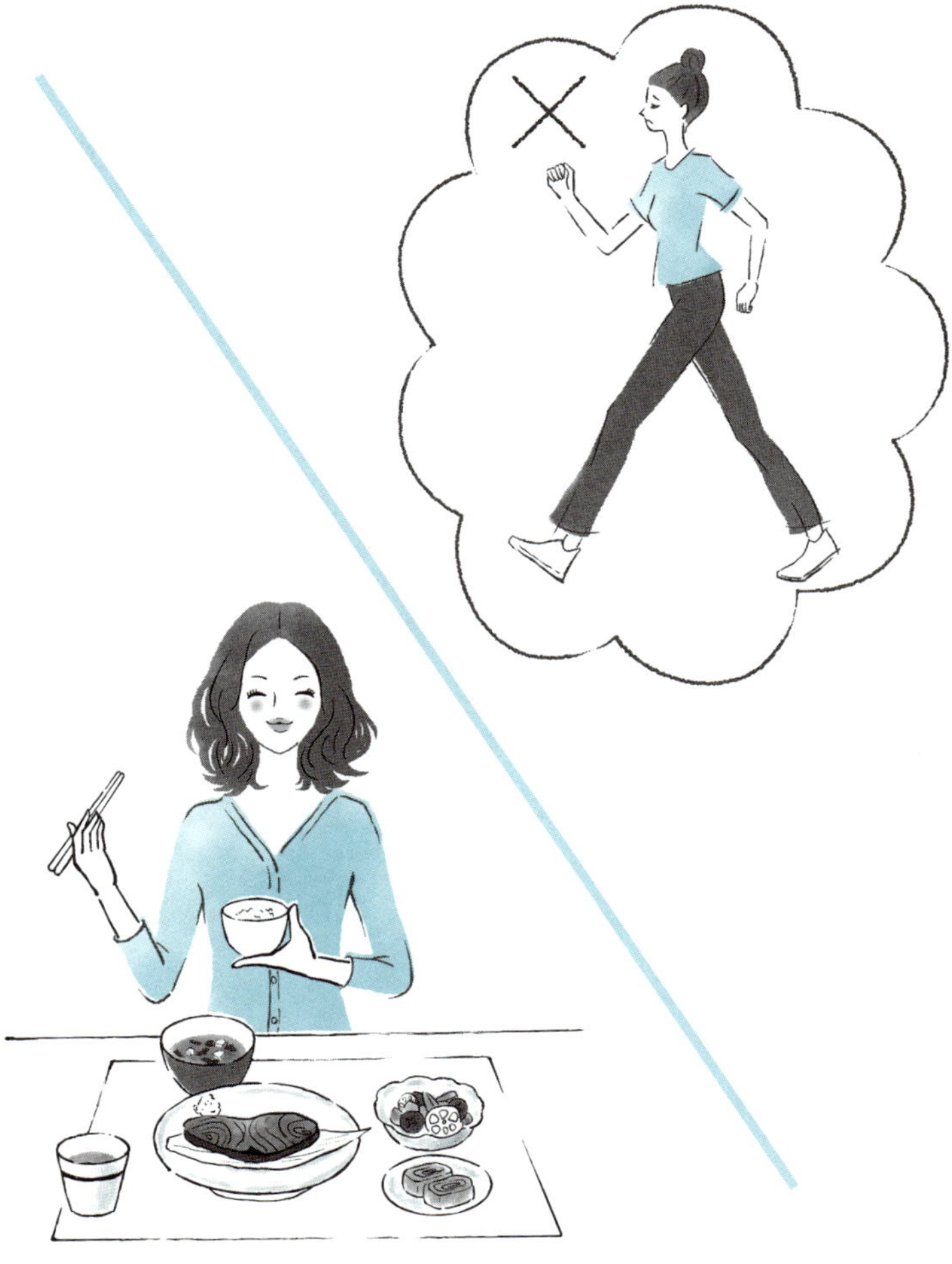

黄金バランスで食べるだけで脂肪は減らせる

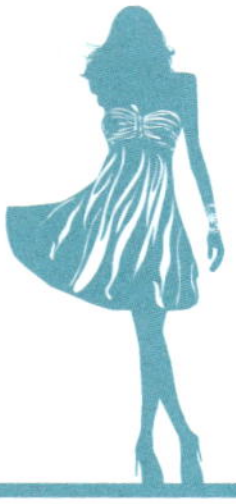

「運動をしないと筋肉が落ちてしまうのでは？」と、思われる方がいるかもしれませんが、黄金バランスの食事を続ければ、筋肉が落ちることはありません。モデル体型ダイエット塾の塾生は、減った体重のすべてが体脂肪だったという人が少なくありません。なので、体重以上に引き締まってスリムに見えます。

ダイエットで大事なのは、**「筋肉を減らさずに、脂肪だけを落とす」**こと。

それを叶えるのが、「黄金バランス」です。

運動せずに食べるだけで体脂肪だけを減らすことができるなら、中途半端な運動で筋肉を減らしてしまうよりも「黄金バランス」で食事をしたほうが、よっぽど効率が良いのです。

塾生の例をいくつかご紹介しましょう。

★代謝が悪く便秘がちだったUさん（40代）

痩せたい一心でダイエット専門家の指導を受けることを決意したUさん。

課せられたのは、糖質抜きの食事制限と毎夕食後の2時間のウォーキングでした。

Uさんは必死に励み、3年間これを続けましたが、体重は思うように落ちなかったと言います。モデル体型ダイエット塾に入塾してからは、ウォーキングを中止し、黄金バランスの食事を実施。結果、毎日美味しく食べるだけで、3カ月できっちり5kg減らすことができました！

★停滞期に入ったKさん（50代）

黄金バランスの食事を始めてすぐに少し体重が減ったものの、その後、なかなか減らなかったKさん。しかし、悩みだった太もものサイズを測ってみると、なんと4㎝もサイズダウンしていました。体重は変わらなくても、脂肪が確実に落ちていることを実感。停滞期を過ぎてからは体重も減りはじめ、3カ月でマイナス6㎏に成功！

★毎週10㎞走っていたTさん（30代）

Tさんは、ほとんど何も食べずに、週末には必ず10㎞を走っていました。常にお腹が空いていて、ふらふらだったそうです。それでも全然痩せず、体重キープが精一杯だったとのこと。しかし、1日3食きちんと食べて、走るのもやめたところ、BMIが21から18・5に。5カ月で念願のモデル体型になりました！

運動をしなくても、黄金バランスで食べるだけで脂肪は減るのです。3000人以上の塾生たちが、そのことを証明してくれています。

筋肉が少なく、脂肪が多いと
同じ体重でも
見た目は太って見えます。

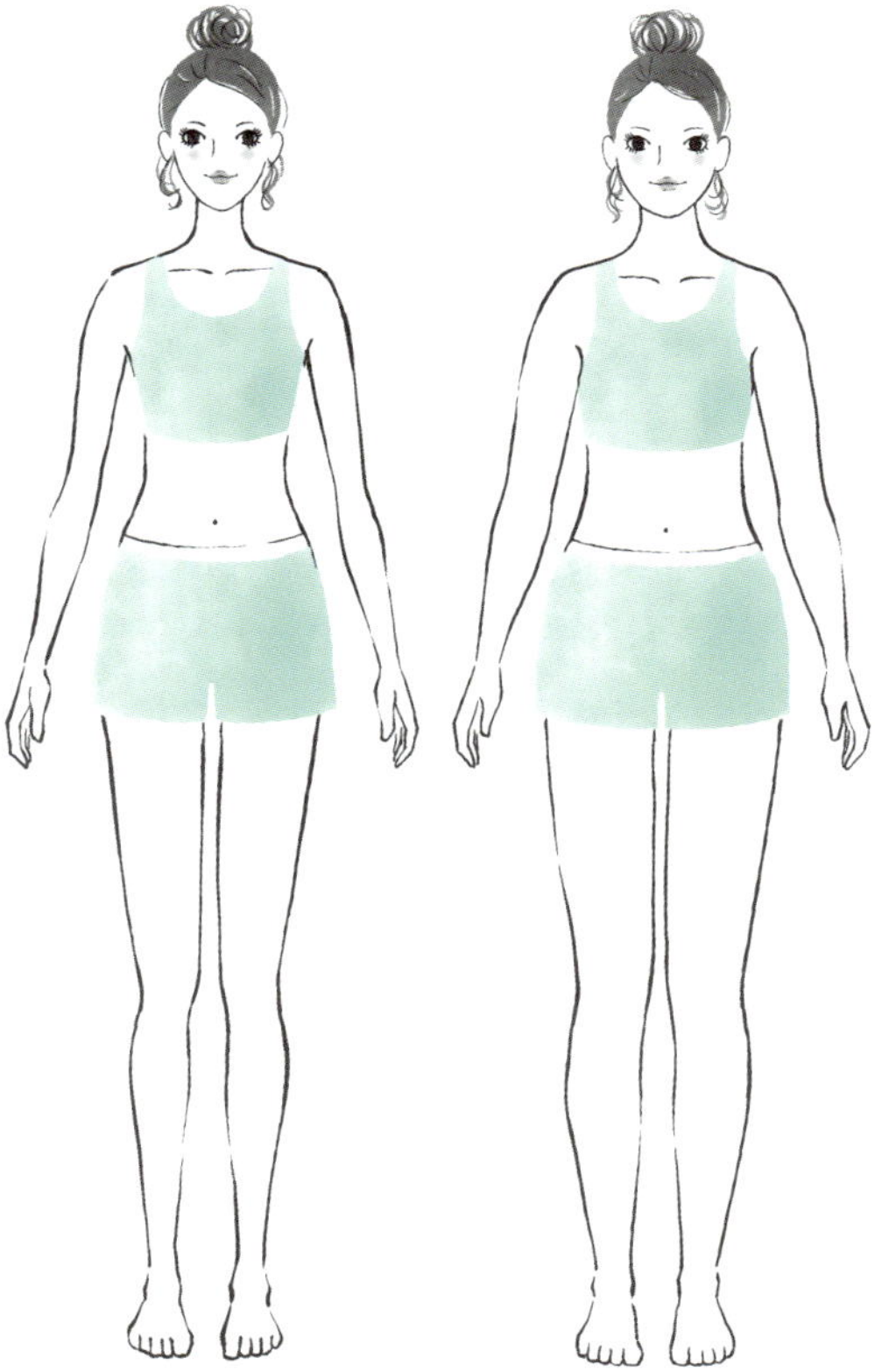

体重 ＝ 体重

脂肪量 ＜ 脂肪量

筋肉量 ＞ 筋肉量

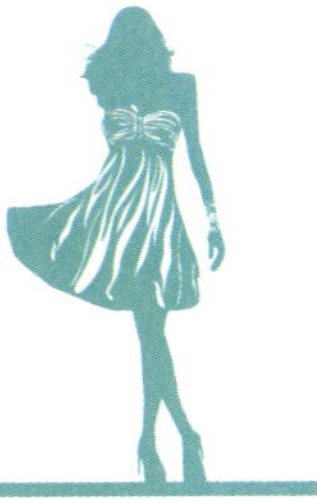

不調があらわれやすい40代以上の方こそ、黄金バランスの食事を

40代と言えば、女性ホルモンの低下などにより、女性の身体はこれまでとは違った不調があらわれやすくなります。美容面でも白髪や抜け毛が増えたり、肌のしみやしわが濃くなったりと、何かと悩みは多くなりがちです。

代謝も大きく低下するので、脂肪もつきやすくなります。若い頃と変わらない食生活を続けていれば、徐々に体重が増えてくるのも当然のことなのです。

40代以上は身体の変化に理解が必要。身体への負担を考えても、

急激に体重を減らすことはＮＧです。

無理な運動も、健康を損なう恐れがあります。

モデル体型ダイエット塾では、理想的なＢＭＩは18・5～22を基準値としています（50代以降はＢＭＩ20～22）。これ以下になるのは控えたほうが良いでしょう。痩せすぎてしまうと、認知機能の低下や骨粗しょう症など、将来の疾病罹患率を高めてしまいます。

大切なのは「健康的に痩せながら美しくなること」です。

よく「閉経しても、更年期以降でも痩せられるの？」という質問を受けることがありますが、年齢問わず、みなさん問題なく食べて痩せられているので安心してください。

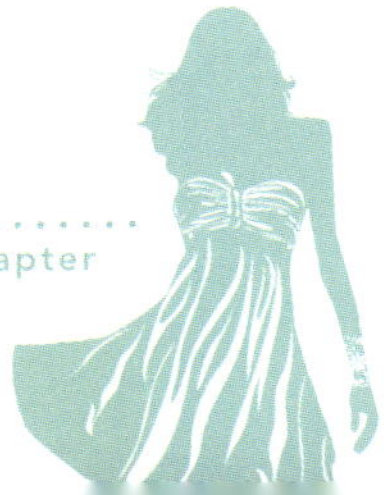

next chapter

COLUMN

2

ダイエットには「前向き発言」が効果的！

頑張ってダイエットをしている人ほど、思うように体重が減らないと落ち込んでしまうという傾向があります。

「プライミング効果」という言葉を知っていますか？　これは、先に与える情報が概念と結びつくことによって、そのあとの行動に影響を及ぼすという心理学用語です。

あなたが落ち込みやすいタイプなら、ダイエット中にこのプライミング効果を利用して、積極的に前向きな言葉を発言することをおすすめします。

例えば、食べ過ぎてしまい落ち込むことがあっても、ネガティブにならず、「美味しかった！　明日からまた頑張るぞ」とポジティブな言葉を声に出して言うようにしましょう。

そのほうがぐっと気持ちが前向きになり、また明日から頑張ろうという気持ちが生まれてきます。

それに、どんよりした空気をまとって痩せようとしている人より、ニコニコと美味しそうに食べる人のほうが周りの人たちを幸せにすると思いませんか？

前向きな言葉は、ダイエットを強力にサポートするだけでなく、あなたの魅力をUPさせてくれますよ。

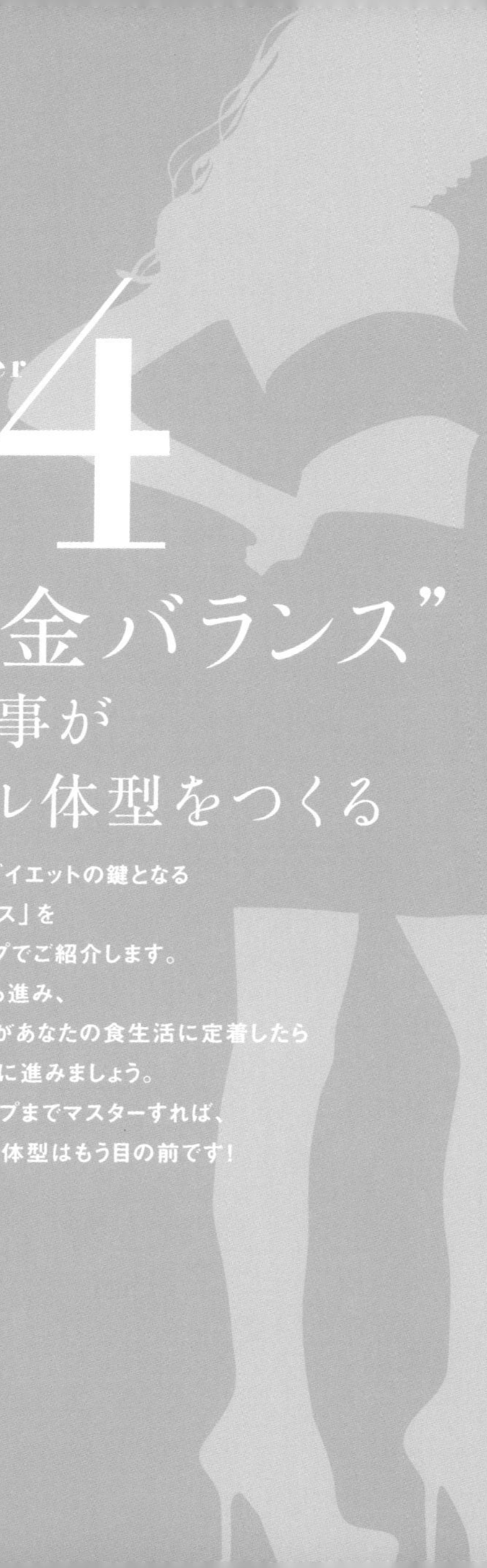

chapter 4

“黄金バランス”の食事がモデル体型をつくる

モデル体型ダイエットの鍵となる
「黄金バランス」を
7つのステップでご紹介します。
ステップ1から進み、
そのステップがあなたの食生活に定着したら
次のステップに進みましょう。
最後のステップまでマスターすれば、
憧れのモデル体型はもう目の前です！

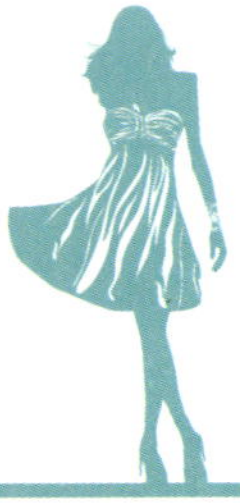

なぜ食べないと痩せないのか

「食べなければ痩せる」と思われがちですが、40代以上に関して言えば、大間違いです。むしろ、**食べないと痩せません。**

食べずに空腹の状態のままでいることは、痩せにくい身体をつくることになります。

空腹の状態で食事をすると、血糖値が急激に上がります。すると、血糖値を早く下げるためにインシュリンが大量に分泌されます。このインシュリンは、消費されなかった炭水化物などに含まれる糖を脂肪に変えて蓄えるという働きがあります。

「空腹になる↓甘いものなど糖の多いものを食べる↓血糖値が上がる↓インシュリンが大量に分泌される↓太りやすくなる」

という事態を招いてしまうのです。

つまり、空腹はダイエットの大敵というわけです。

モデル体型ダイエットは、健康を維持するために1日に必要量以上の栄養素を摂取する「黄金バランスの食事」をすることを提唱しています。

1日に必要な栄養素が摂取できていれば、不思議なことにお腹は空きません。すぐにお腹が空いてしまう人は、何かしらの栄養素が足りていない可能性大。注意が必要です。

「食べていないのに痩せない」のではなく、**「食べないと痩せない」**ということを覚えておきましょう。

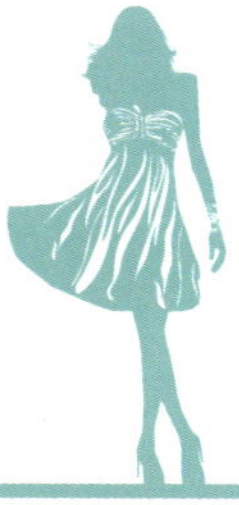

黄金バランスを定着させる7つのステップ

痩せるためにカロリーを減らしたり、食べなかったりすると、必要な栄養素が足りず、痩せてキレイな身体をつくるのに支障が出る可能性があります。

これからは**必要な栄養素をプラスしていく意識を高めましょう。**

痩せてキレイな身体をつくるには1日に30以上の栄養素を摂らなくてはいけないので、減らしてばかりでは、「必要量以上を満たすミッション」は完了しません。

黄金バランスの食事とは、1日に摂取すべき栄養素が十分に足りている食事のこと。

では、実際に1日で何をどのくらい摂取したら良いのでしょうか。痩せるために1日に必要なものは、下のとおりです。

この中のどれかが欠けると、体内のエンジンはうまくかかりません。

どれか1つでも足りないと脂肪が燃えないので、どんどん脂肪がついてしまうことになります。

痩せるためには、これらの食品すべてが身体に必要なのです。

この黄金バランスをマスターすれば、あなたはもうモデル体型ダイエットのエキスパートです。さあ、さっそく始めましょう！

1日に食べるべき食品

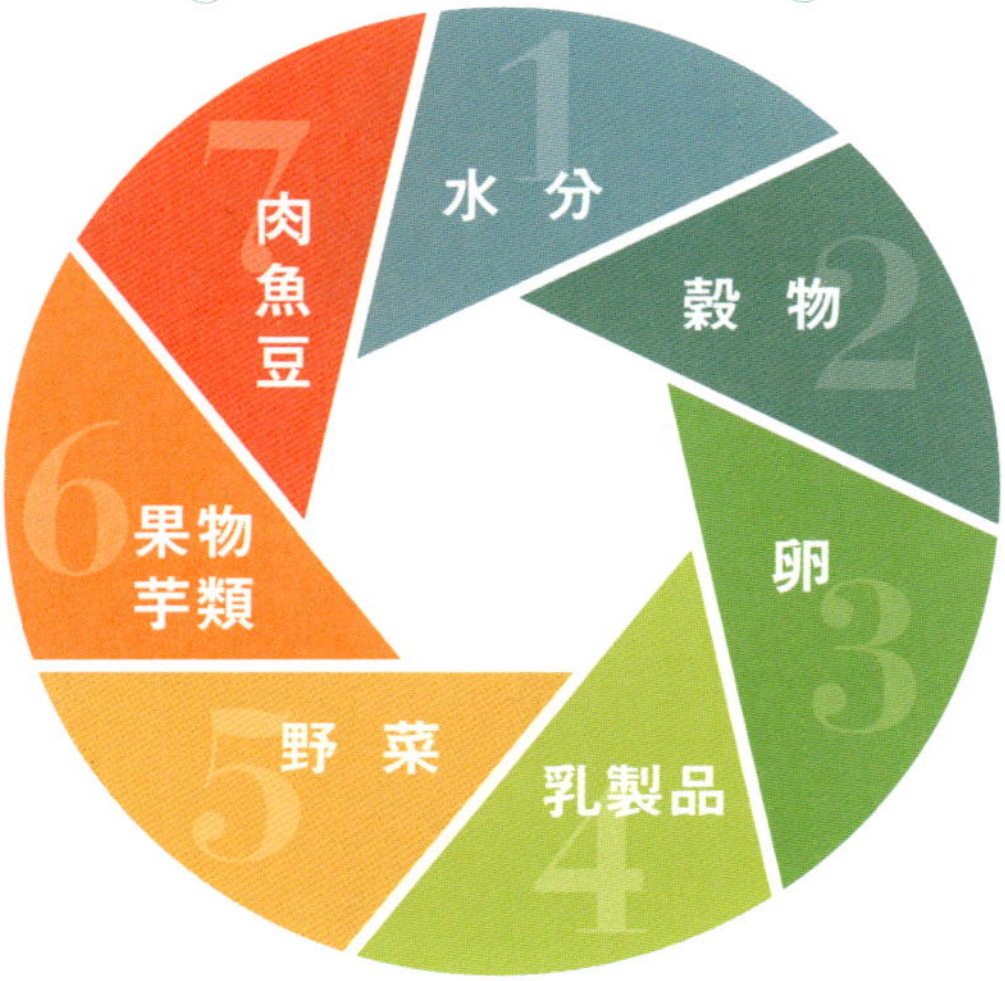
1 水分
2 穀物
3 卵
4 乳製品
5 野菜
6 果物 芋類
7 肉 魚 豆

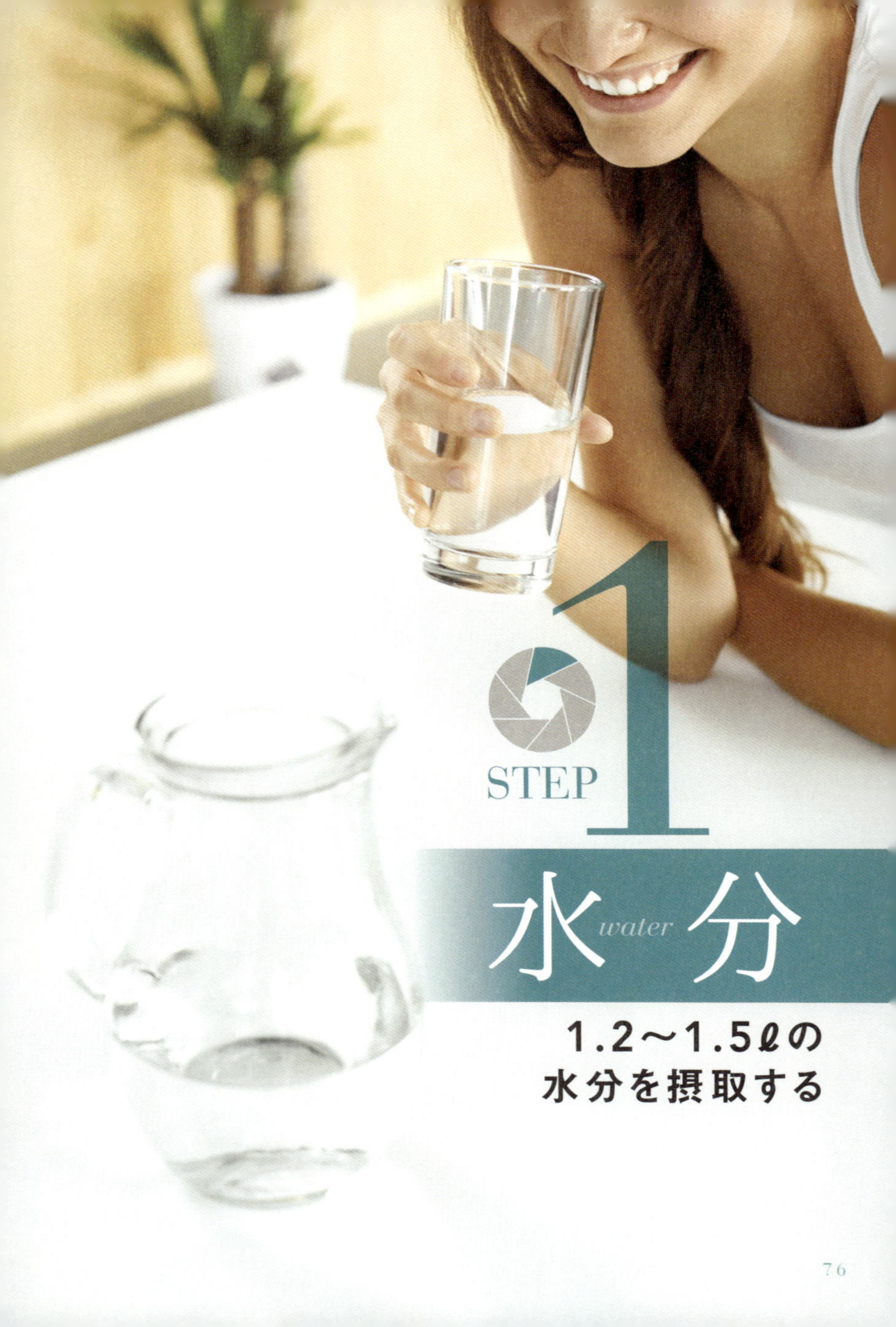

STEP 1

水 *water* 分

1.2〜1.5ℓの水分を摂取する

ステップ1は、「水分」の摂取です。

まずは、**1日に1・2〜1・5ℓの水分を摂取する**ことを定着させましょう。

人間の身体の約60％は水分です。体内に水が十分にないと、代謝がうまく回りません。きちんと水分を補給することで、むくみや便秘解消の効果が期待できるとも言われています。

お味噌汁やスープなど、食事の中にも水分は含まれていますが、それ以外に少なくとも1ℓ以上の水分を摂取するようにしましょう。

1・2〜1・5ℓといえば、500㎖のペットボトルで約3本分となりますが、これらすべてが「水」でなくても大丈夫です。

理想は、ミネラルウォーター（浄水器の水でもOK）を摂取すること。ノンカフェインであれば、麦茶やルイボスティー、黒豆茶、甜茶、そば茶なども「水分」としてカウントして結構です。

「ダイエットには硬水がいい」「炭酸水が痩せやすい」など、いろいろウワサはありますが、価格や成分を考えると一長一短です。

どんな食事にも合い、続けて飲む必要があることを考えると、「飲みやすさ」を重視したほうが良いでしょう。

やはりミネラルウォーターが続けやすいと思います。硬度は気にしなくて良いでしょう。硬水でも軟水でも、どちらでも大丈夫です。

一気に摂取するのではなく、**ちょこちょこと時間をかけて飲む**ことを心がけてください。

また、起床後には必ずコップ1杯の水を飲みましょう。睡眠中に汗をかき、身体に水分が足りない状態になっているからです。

入浴前後も水分を摂るようにしたほうが良いでしょう。

食事前に水を1杯飲むこともおすすめです。

食事前に水分を摂ると、満腹感が増して、食べすぎを防ぐというメリットもあります。
キンキンに冷やした水をゴクゴクと飲むのは内臓を冷やすので、よくありません。
できるだけ、常温～ぬるま湯で飲むようにしてください。白湯でもＯＫです。

トータルで
1日1.2～1.5ℓの
摂取を目指しましょう。

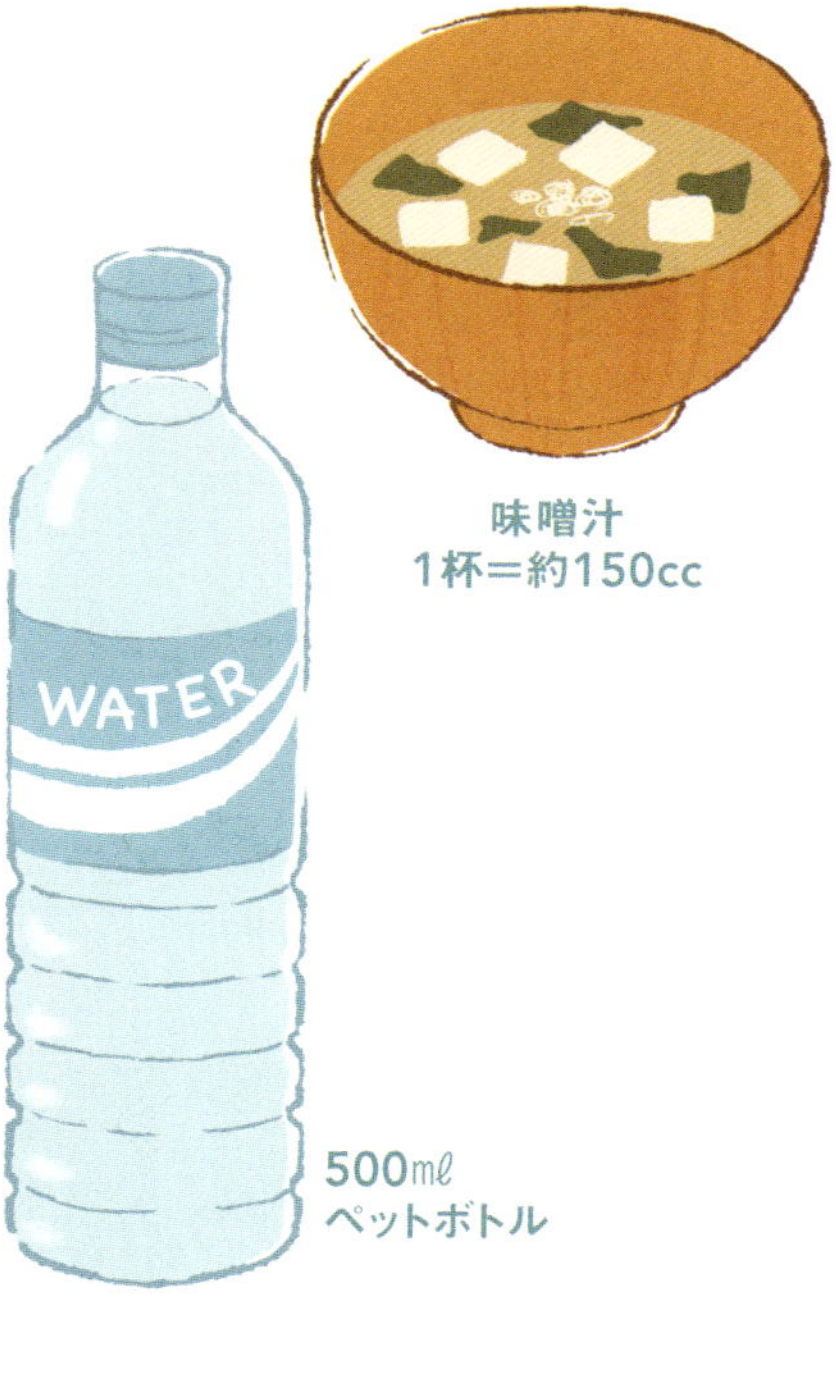

味噌汁
1杯＝約150cc

500mℓ
ペットボトル

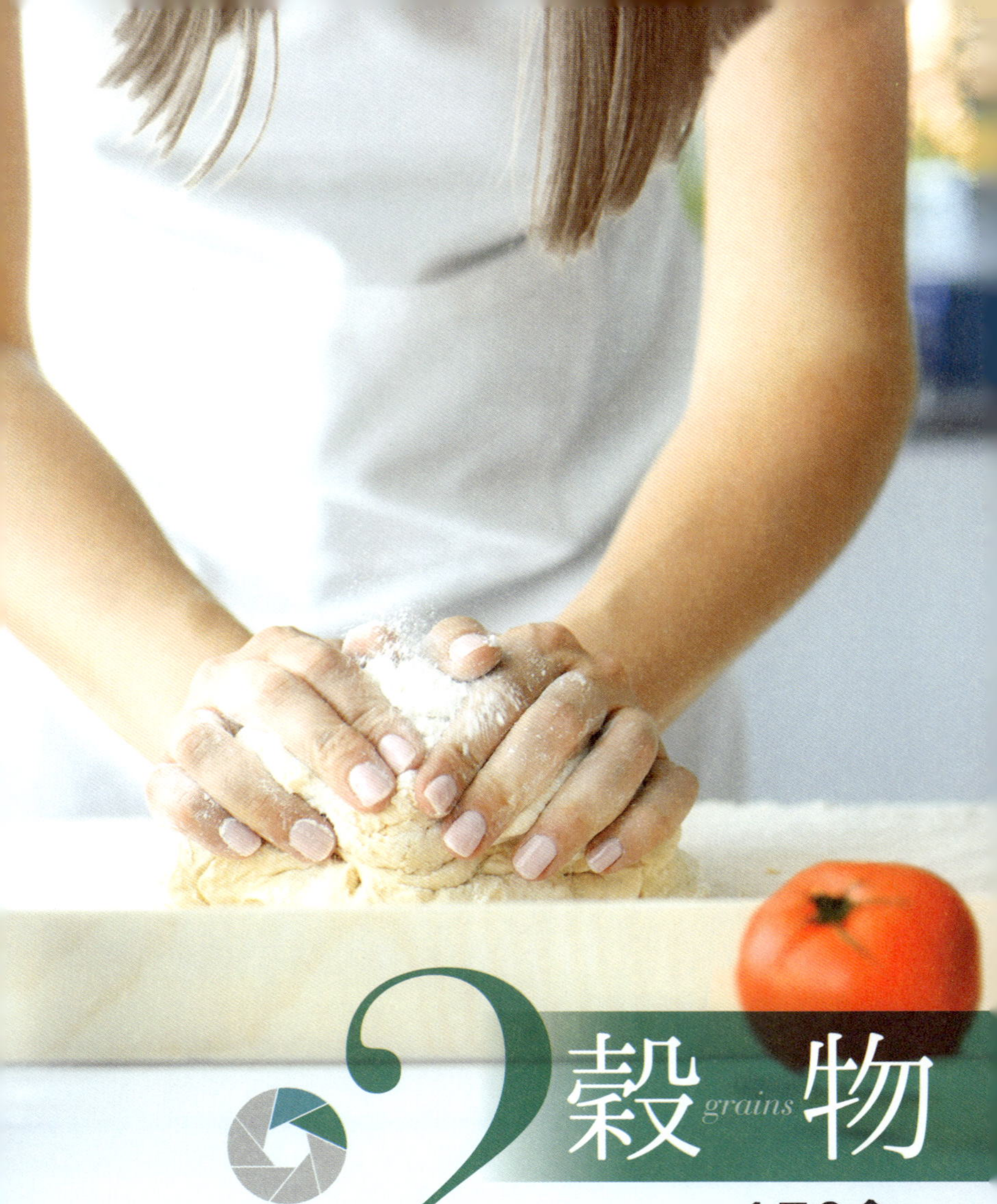

STEP 2 穀 *grains* 物

1日3食、穀物を摂取する

ステップ2は、「穀物」(炭水化物)の摂取です。

1日3食、毎食穀物を食べてください。

「ダイエット中に1日3食も穀物を食べていいの?」と驚かれる方もいらっしゃると思いますが、モデル体型ダイエットでは、**徹底的に穀物を食べていただきます。**


「ダイエットのために今までほとんど穀物を食べていなかった」方や「夕食だけは白米を抜いている」方は、穀物を1日3回も摂取することを「恐い」と感じてしまうかもしれません。

しかし、**穀物を食べないと痩せません。**


なぜダイエットをするのに穀物(炭水化物)が必要なのでしょうか?

炭水化物は、糖質と食物繊維の合わさったものです。歩く、動く、走るなどの運動は、炭水化物に含まれる糖質を分解することで生じるエネルギーを利用してできるようになっています。

つまり、炭水化物を摂取しないと「健康的に動けない」のです。糖質は日常生活を健康的に送るための「ガソリン」と言えるでしょう。糖質があるからこそ、脂肪を燃焼させることができるのです。

モデル体型ダイエット塾の塾生の中には、**穀物を3食きちんと食べるようになっただけで痩せた**という方もいらっしゃいます。

穀物の摂取こそが、ダイエットを成功させる鍵なのです。

1食に食べるべき穀物の量は、次のとおりです。

- **白米(ご飯茶碗1杯) 約150g**
- **食パン(6枚切) 1枚半**
- **食パン(8枚切) 2枚**

- パスタ　2／3人前（1人前は約250g）
- そば　1人前（約170g）
- うどん　1人前（約225g）

右の中から好きなものを選び、1日3食、必ず摂取しましょう。

例えば、朝は食パン（8枚切り）を2枚、お昼にうどん1人前、夜はご飯（150g）を食べるなど、組み合わせは自由です。

私はどちらかというとご飯や麺類よりもパンが好きなので、ほとんどの炭水化物をパンで摂取しています。ただし、デニッシュや菓子パンではなく甘くないパンを選びましょう。

「麺類が大好物」という方は少しだけ注意が必要です。

なぜなら、ラーメンやパスタは一人前の量が多く、味つけも濃くつくられているものがほとんどで、味つけによってカロリーがさらに高くなっているからです。

ですので、外食時にラーメンやパスタを食べるときは、3分の1程度は残すよう意識しましょう。

よく、「『グルテンフリー』など意識しなくていいですか？」と質問されますが、私は小麦粉に関してはあまり結果には関係ないとお答えしています。今までの過去の実績からも、パンや麺類で炭水化物を摂取して成功している方も多いからです。

他に心がけるとより良いのは、精製度の低い穀物がダイエットには有利だということです。**白いパンよりもライ麦パン、白いご飯より雑穀米などが太りにくいのでおすすめ**です。

しかし、そんなことよりもまずは1日3食、好きな穀物を食べることから始めてみてください。

私はモデル体型ダイエットは、心から食べたいものを選び、ゆっくり味わい、自分を満足させてあげることが一番大切なことだと思っています。また、それが継続のコツでもあります。

1食で摂取すべき量

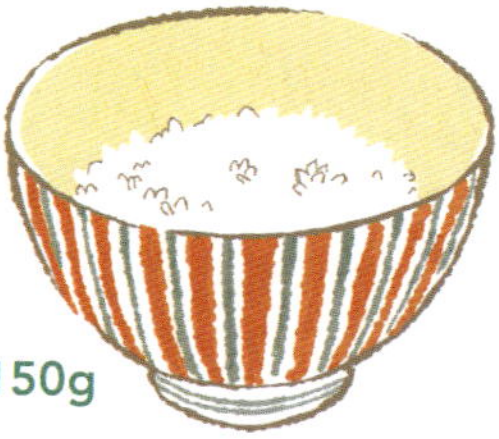

ご飯 約150g

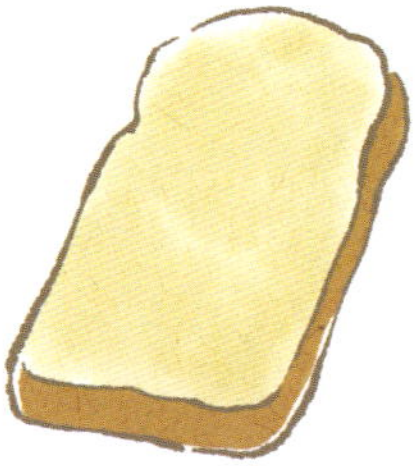

食パン
6枚切 1枚半
8枚切 2枚

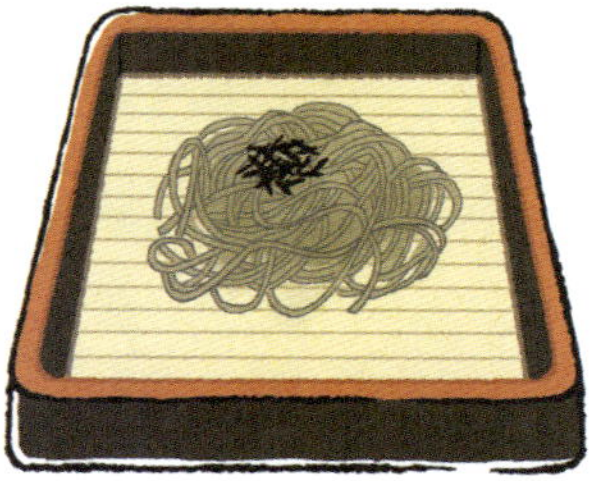

そば 1人前（約170g）

うどん
1人前（約225g）

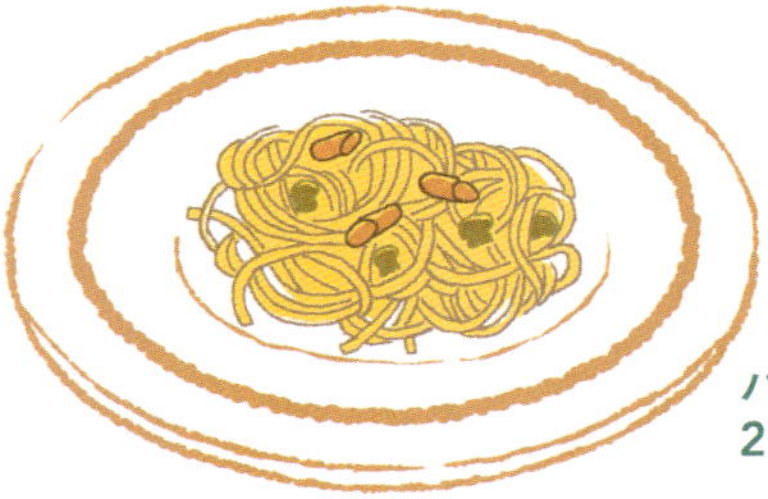

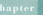

パスタ
2／3人前（1人前 約250g）

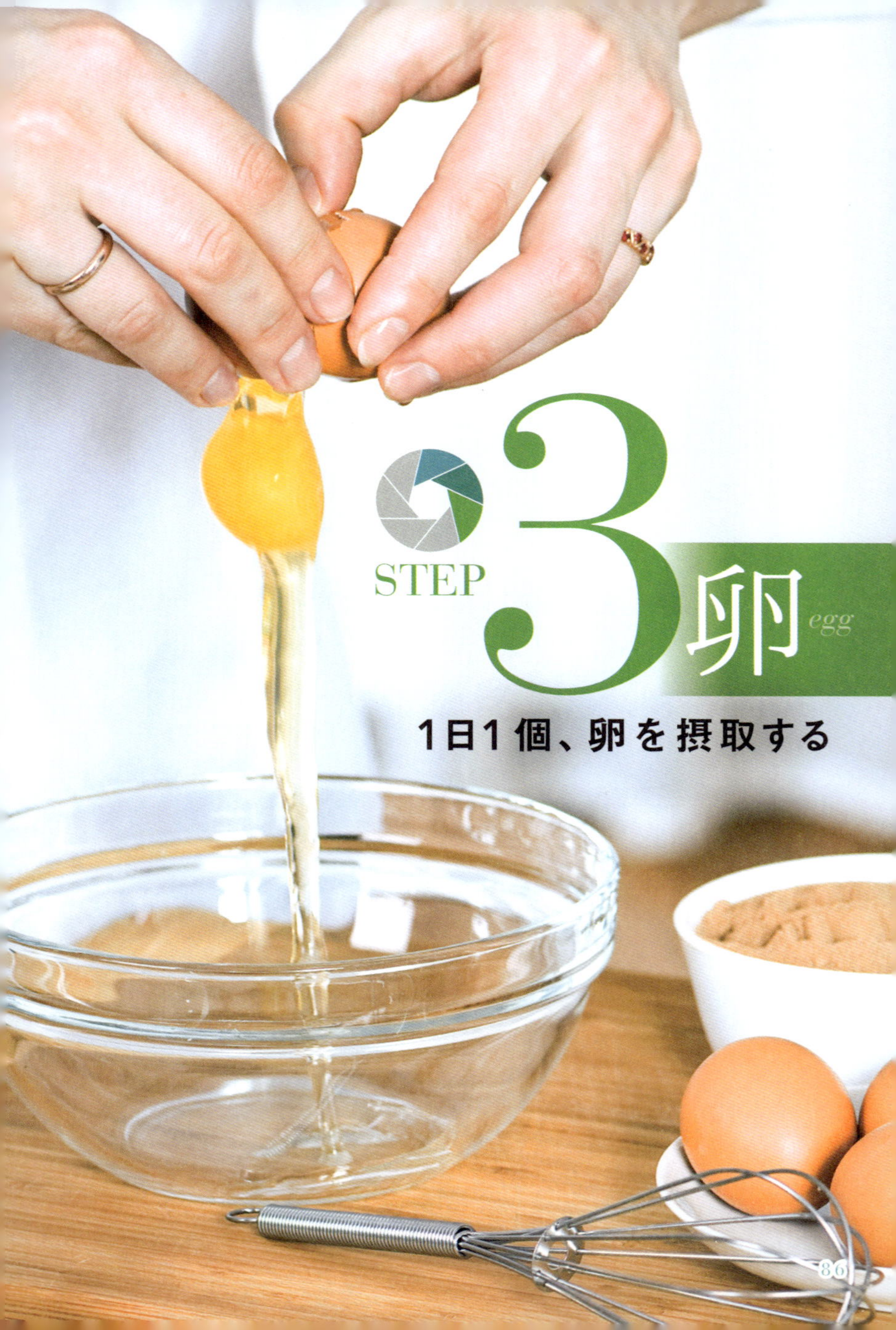

STEP 3 卵 egg

1日1個、卵を摂取する

ステップ3は、「卵」の摂取です。

卵は、1日1個、食べるようにしましょう。

私たちの筋肉や血液などをつくるうえで必要なのがたんぱく質なのですが、たんぱく質は20種類のアミノ酸からつくられます。

アミノ酸が足りないと、疲れやすくなったり、免疫力が落ちたり、風邪をひきやすくなったりしてしまいます。

私たちにとって、**アミノ酸は必要不可欠な栄養素**なのです。

アミノ酸の中でも、人間の身体の中でつくることができず、食品から摂取しなくてはならないアミノ酸を、必須アミノ酸と言います。

卵は、この必須アミノ酸がバランス良く含まれている、とても栄養価の高い食べ物なのです。

「そんなに栄養価が高いなら、さぞかしカロリーも高いのでは？」と思われるかもしれませんが、牛乳（コップ1杯で約１４０㎉）と比べても、卵はLサイズで約

90㎉しかなく、それほど高カロリーというわけではありません。

コレステロールを気にして、卵はあまり食べないようにしている方もいらっしゃるかもしれませんが、気にする必要はありません。

厚生労働省は2015年、日本人の食事摂取基準からコレステロールの上限値を撤廃しました。

仮に1日1個以上の卵を食べたとしても、血中コレステロールに大きな影響はありません。

モデル体型ダイエット塾では、**1日1個以上の卵を食べた場合は、次のステップの乳製品の摂取量を調整する**ようお話ししています。

塾生の中には、ゆで卵を職場に持って行って、おやつにしている方もいます。

年間を通して価格の変動があまりなく、手頃な価格であることも卵の魅力の1つです。

ただし、アレルギーがある方は、無理して摂る必要はありません。
その場合は、次のステップ4の乳製品を1つ増やすことで調整してください。

1日に摂取すべき量

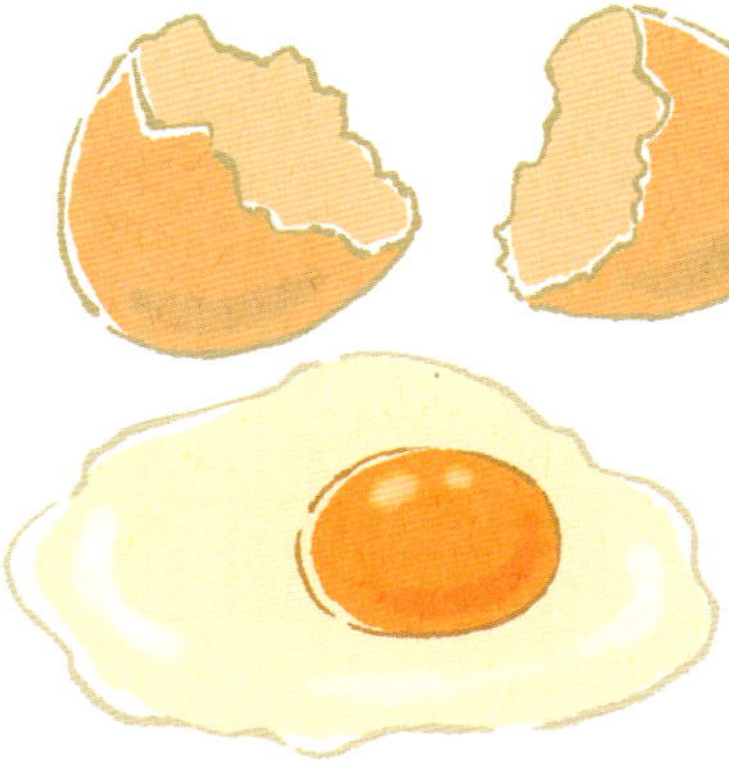

卵 1個

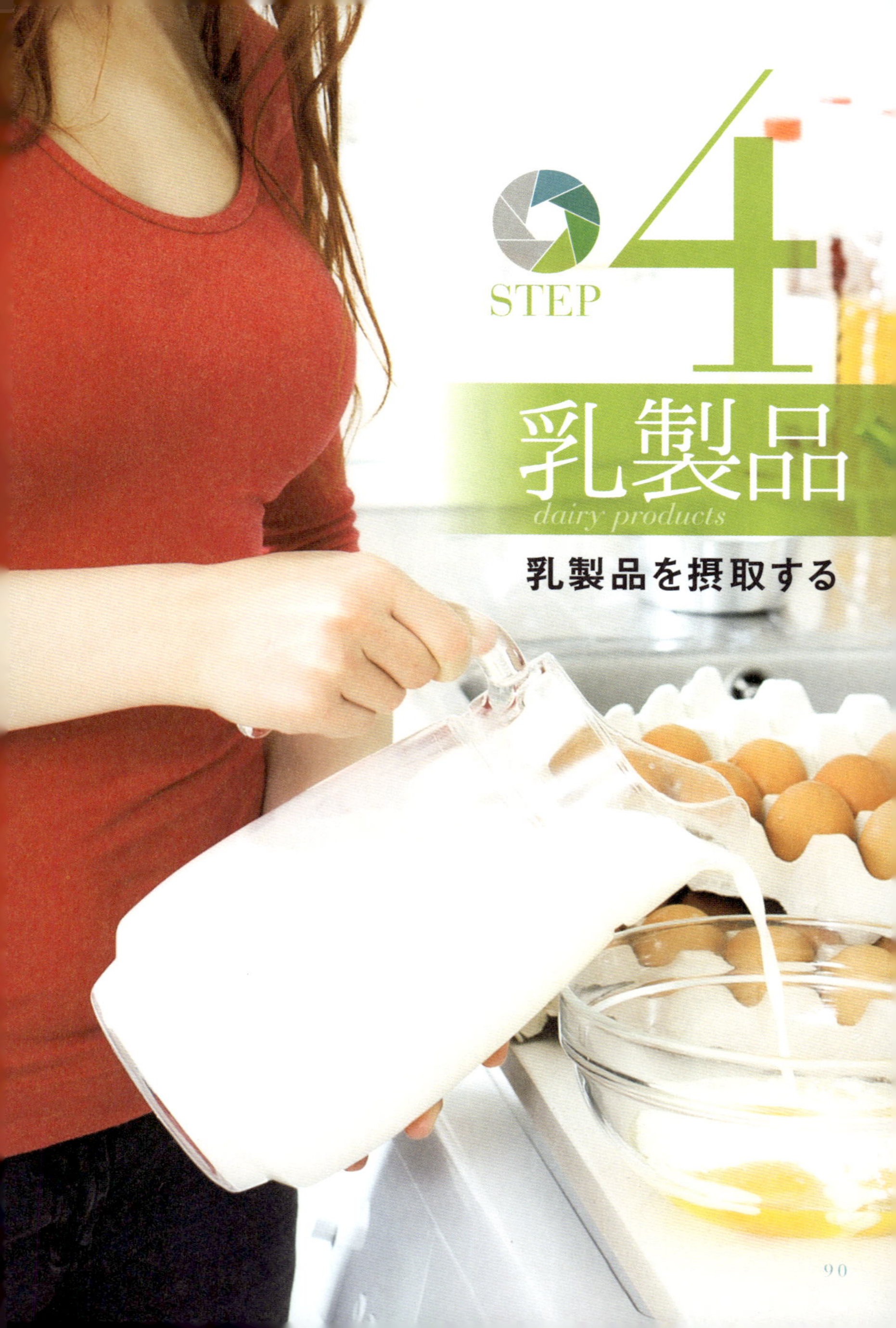

STEP 4

乳製品

dairy products

乳製品を摂取する

ステップ4は、「乳製品」の摂取です。

カルシウムを摂取することが目的です。

みなさんは、カルシウムが豊富な食べ物として何を思い浮かべますか？

牛乳やヨーグルト、チーズはもちろん、小魚や海藻類などを思い浮かべる方が多いと思いますが、カルシウムは小魚や海藻よりも、乳製品から摂ったほうが、吸収率が高いと言われています。


1日に必要な乳製品の量の目安は、次のとおりです。

- **牛乳　約240㎖**
- **チーズ　6ピース入りで売っているものであれば2個**
- **ヨーグルト　約200g（無糖のものだと約260g）**

この中から、自分が好きなものを選んで食べるようにしてください。

1日1種類でなく、牛乳120㎖と6Pチーズ1個など、好きなものをいくつか組み合わせて食べてもOKです。

また、ステップ3の卵を1日2個食べた場合は、乳製品の量を少し減らしましょう（チーズなら必要量の半分の量にするなど）。

チーズやヨーグルトは、調理をする必要がなく気軽に摂取することができるので、小腹が減ったときのおやつとして、持ち歩くのにも良いでしょう。

例えば、カフェなどでカプチーノを飲み（牛乳を摂取）、おやつにコンビニで買った小さなカップヨーグルトを1個食べるだけでも、1日に必要なカルシウムを摂取することができます。食後に赤ワインと一緒にチーズをおつまみにするという摂り方もいいですね。

女性は40歳を過ぎると骨粗しょう症のリスクが上がります。骨粗しょう症の予防としても、カルシウムを摂取する習慣をつけておきたいものです。
もともと牛乳が苦手な方や乳糖不耐症の方は、無理せず、チーズやヨーグルトで乳製品を摂るようにしてください。

この中から好きなものを選んで食べましょう

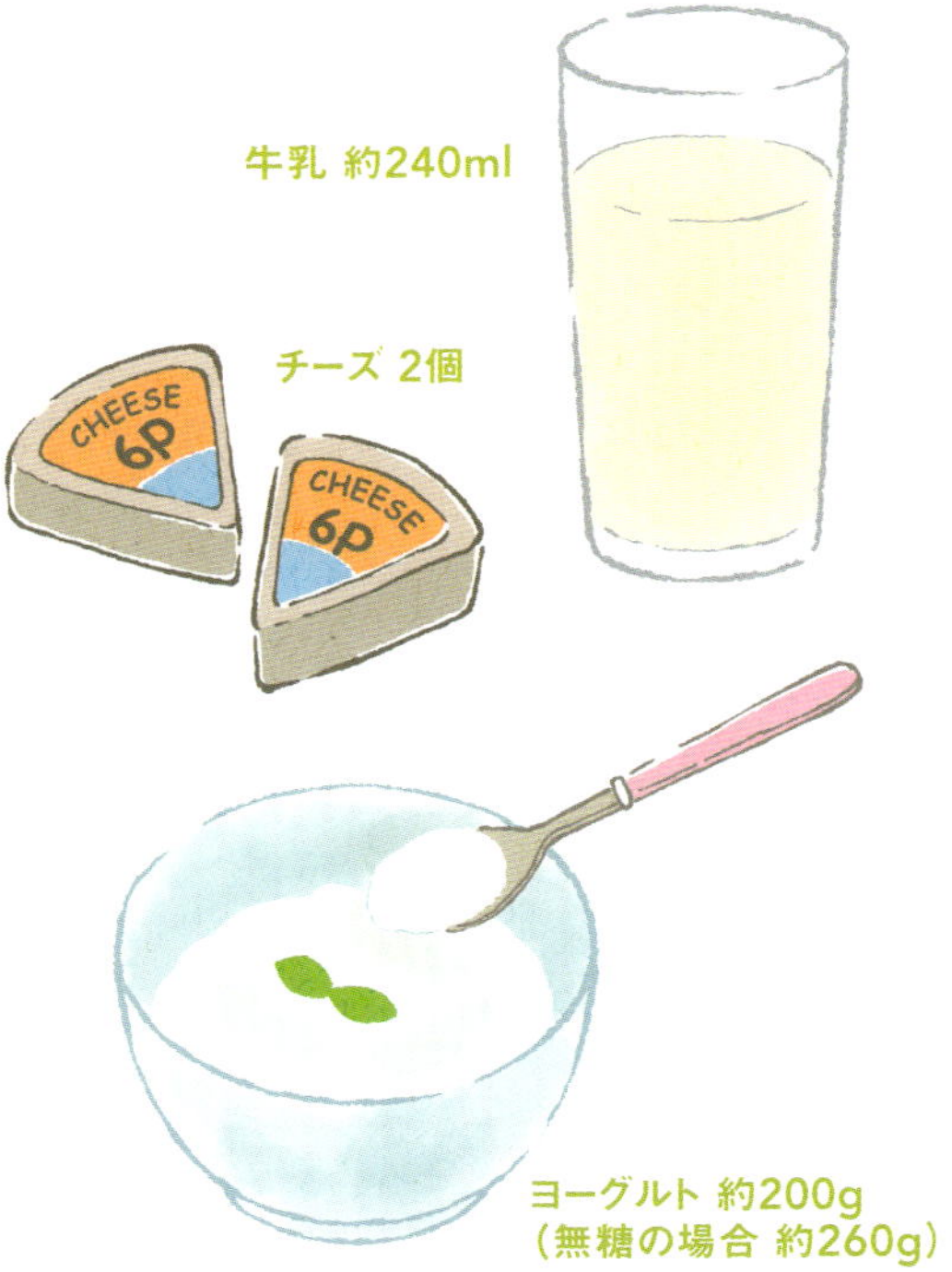
牛乳 約240ml
チーズ 2個
CHEESE 6P
CHEESE 6P
ヨーグルト 約200g
（無糖の場合 約260g）

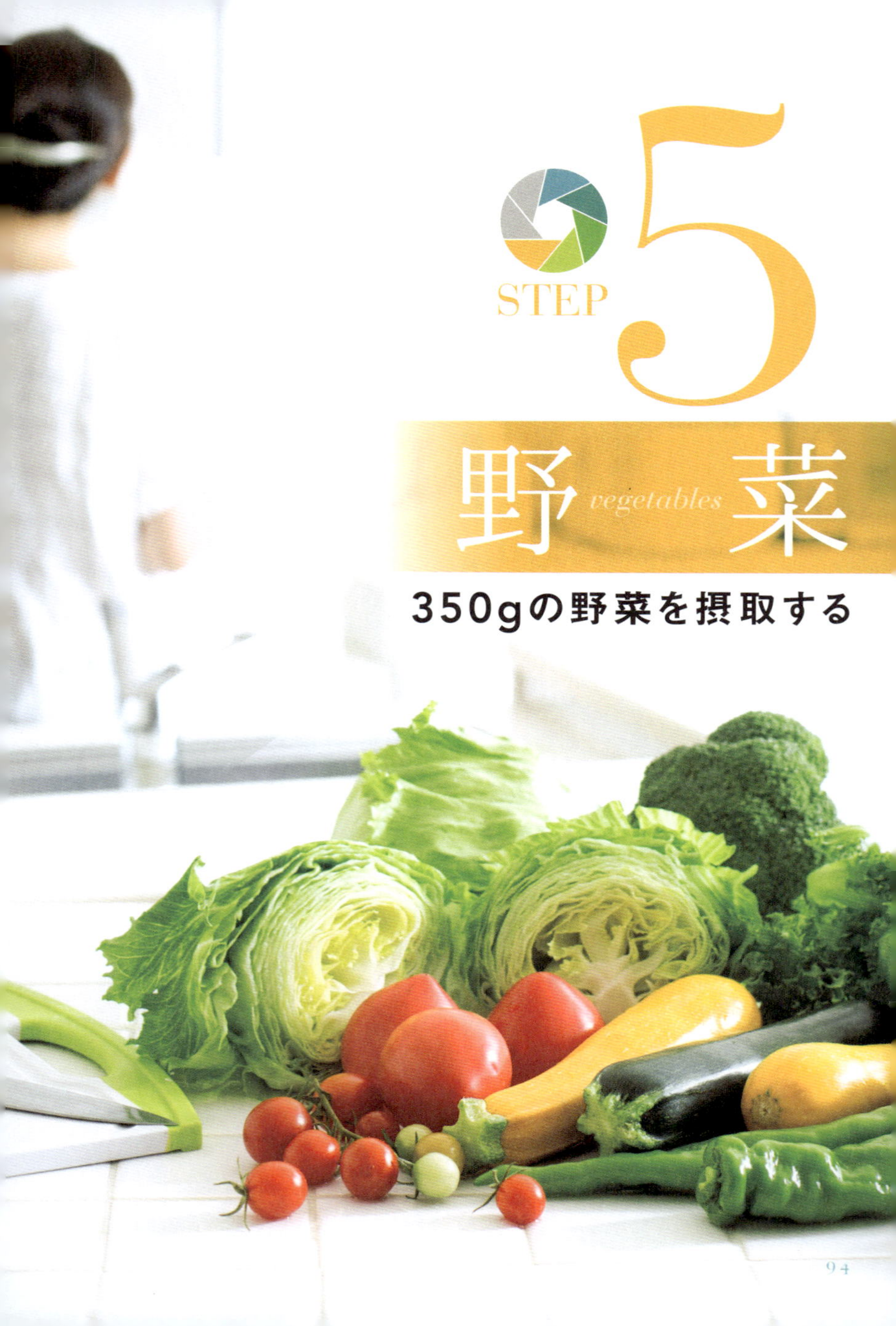

STEP 5

野 *vegetables* 菜

350gの野菜を摂取する

ステップ5は、「野菜」の摂取です。

ダイエットのためだけでなく、健康維持、アンチエイジングのためにも積極的に摂取したいのが、野菜です。

モデル体型ダイエットでは1日に350gの野菜の摂取を目指します。できるだけ、いろいろな種類の野菜を選ぶほうが、それぞれのビタミンを摂取するうえで、相乗効果が期待できます。

1日の野菜の摂取量の合計が350g以上（基本は生野菜の状態で350g以上）になればいいので、無理に嫌いな野菜を食べる必要はありません。**自分が好きな野菜を選びましょう。**

野菜には、きのこ類や海藻類も含まれます。また、ここでは芋類は含まれません。食べるのは、**生野菜でも温野菜でもOKです。**

野菜を摂取するためにむずかしいレシピに挑戦する必要はありません。

料理をする時間がないときはコンビニやスーパーに行き、お惣菜を買うのも良いでしょう。上手に活用して、野菜を無理なく摂取しましょう。

料理が苦手な方は具だくさんのお味噌汁やポトフなどがおすすめです。1食に1つ汁物が入っていると、食事の満足度も格段に上がります。

「有機野菜じゃないとダメですか？」と聞かれることがありますが、そんなことはありません。

もちろん有機野菜は理想ですが、モデル体型ダイエットは「食生活の定着」がゴールなので、続けて買うことができないのであれば、わざわざ高い野菜を買う必要はありません。スーパーに売っている野菜で十分です。

1日にしっかり350g以上を食べるために、**野菜の重量を量ることをおすすめします。量るクセをつけると、だんだんと大体の重さが目分量でわかるようになります。**最初はぜひ、はかりを活用してみてくださいね。

はかりがない、量るのが面倒くさい、という方は、左ページに野菜の重さの目安をまとめましたので、ここからいくつかを組み合わせて350gを目指しましょう。

野菜の重さの目安

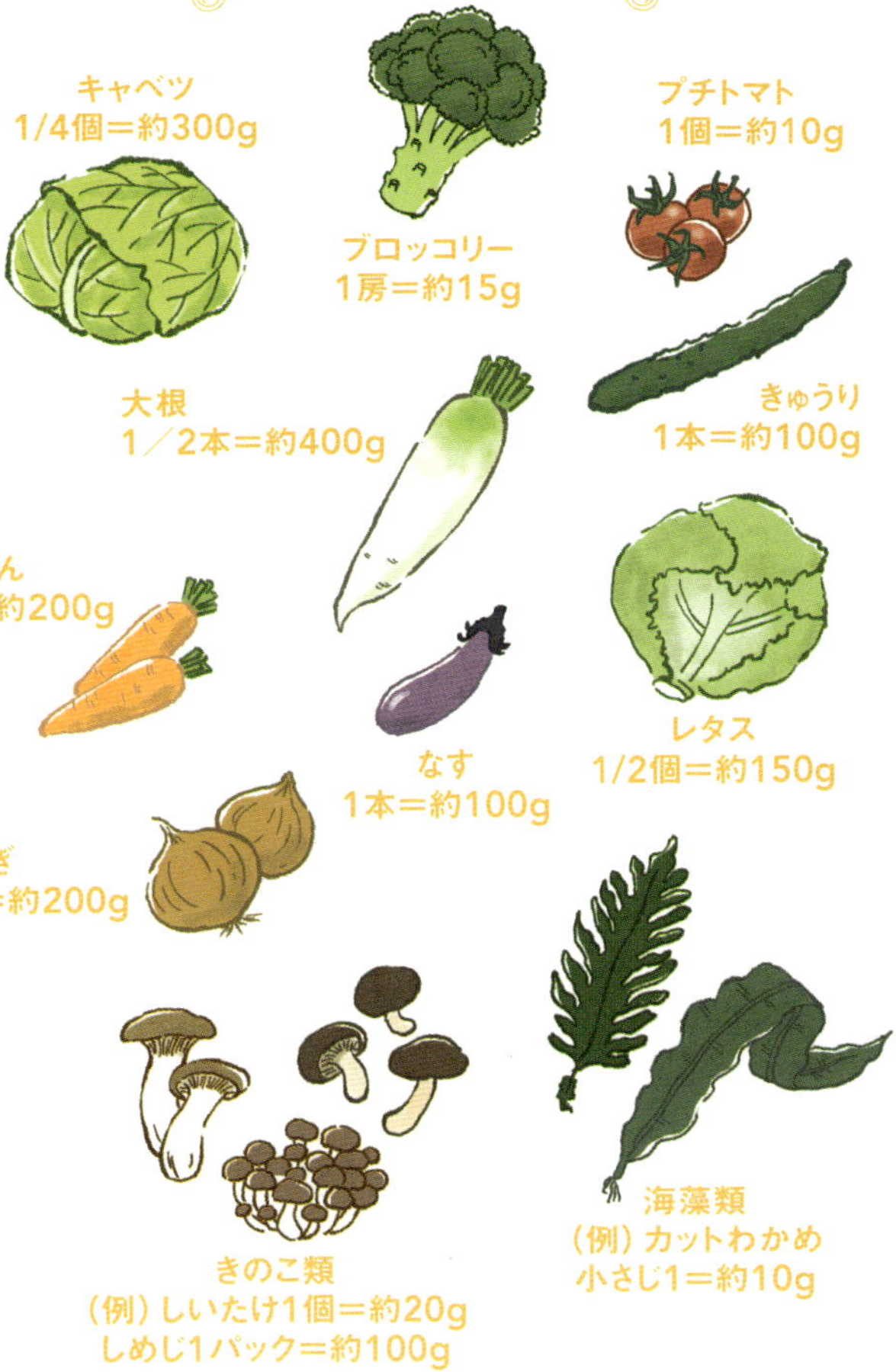
キャベツ
1/4個＝約300g
ブロッコリー
1房＝約15g
プチトマト
1個＝約10g
大根
1／2本＝約400g
きゅうり
1本＝約100g
にんじん
1本＝約200g
なす
1本＝約100g
レタス
1/2個＝約150g
玉ねぎ
1個＝約200g
きのこ類
（例）しいたけ1個＝約20g
しめじ1パック＝約100g
海藻類
（例）カットわかめ
小さじ1＝約10g

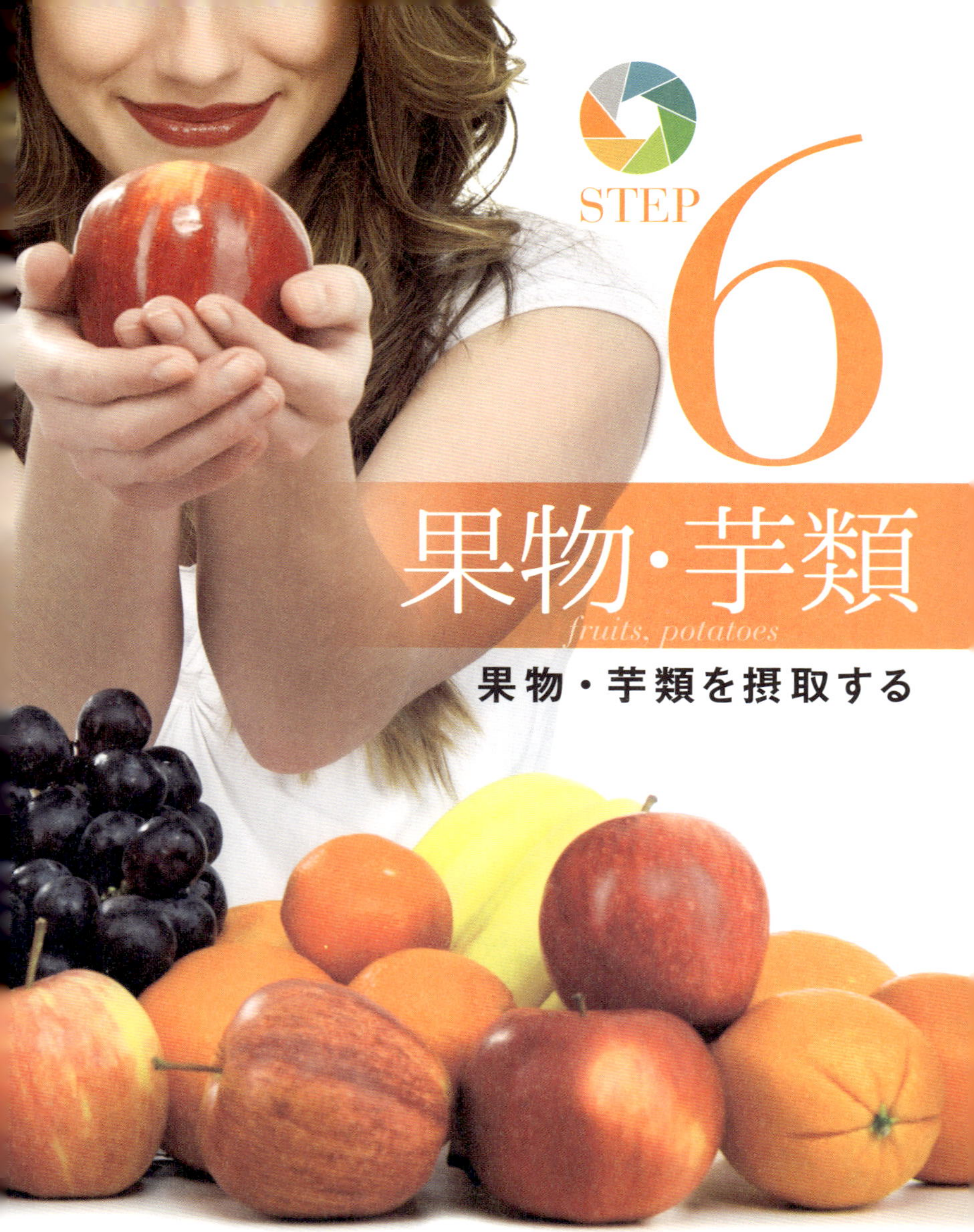

STEP 6

果物・芋類

fruits, potatoes

果物・芋類を摂取する

ステップ6は、「果物」「芋類」の摂取です。

まずは、果物からみていきましょう。

果物は、**そのまま食べることがポイント**です。

例えば、近年、流行している「スムージー」。野菜やフルーツを多種類、同時に摂取できるため、未だ根強い人気を博していますが、ミキサーにかける際に熱をもち、その熱で栄養素が破壊されているということは、意外と知られていません。

特に、果物に含まれるビタミンや酵素は非常に熱に弱い性質があるため、スムージーにしてしまうと効率良く体内に吸収されないのです。

せっかく果物を食べてもミキサーにかけてしまったらあまり意味がありません。


皮をむくのが面倒くさい方は、コンビニやスーパーに行けばカットフルーツが売っていますので、上手に活用してみてください。

「果物を食べる習慣がない」という方におすすめなのが「バナナ」です。バナナはすぐに食べられます。最近はカフェなどでも売っているのをよく見かけますし、気軽に持ち運べるので便利です。ちなみに私は、バナナにヨーグルト、きな粉、はちみつ、シナモンをかけておやつにいただくのが好きです。

「ドライフルーツは果物と考えていいですか？」と聞かれることがありますが、あまりオススメしません。**できたら「生で」**とお伝えしています。

なぜなら、ドライフルーツではビタミンCはほとんど摂取できないからです。

次に、「芋類」について。

「じゃがいもやさつまいもに多く含まれているのは、でんぷんですよね。穀物と同じなのではないですか」と、よく質問されます。たしかにでんぷんには変わりありませんが、**芋類にはビタミンCがたくさん含まれており、熱にも強いという特徴があります。**

野菜のビタミンCは壊れやすいので、芋類を安定した供給源として活用しましょう。

それぞれ1日に摂取すべき 果物と芋類の量

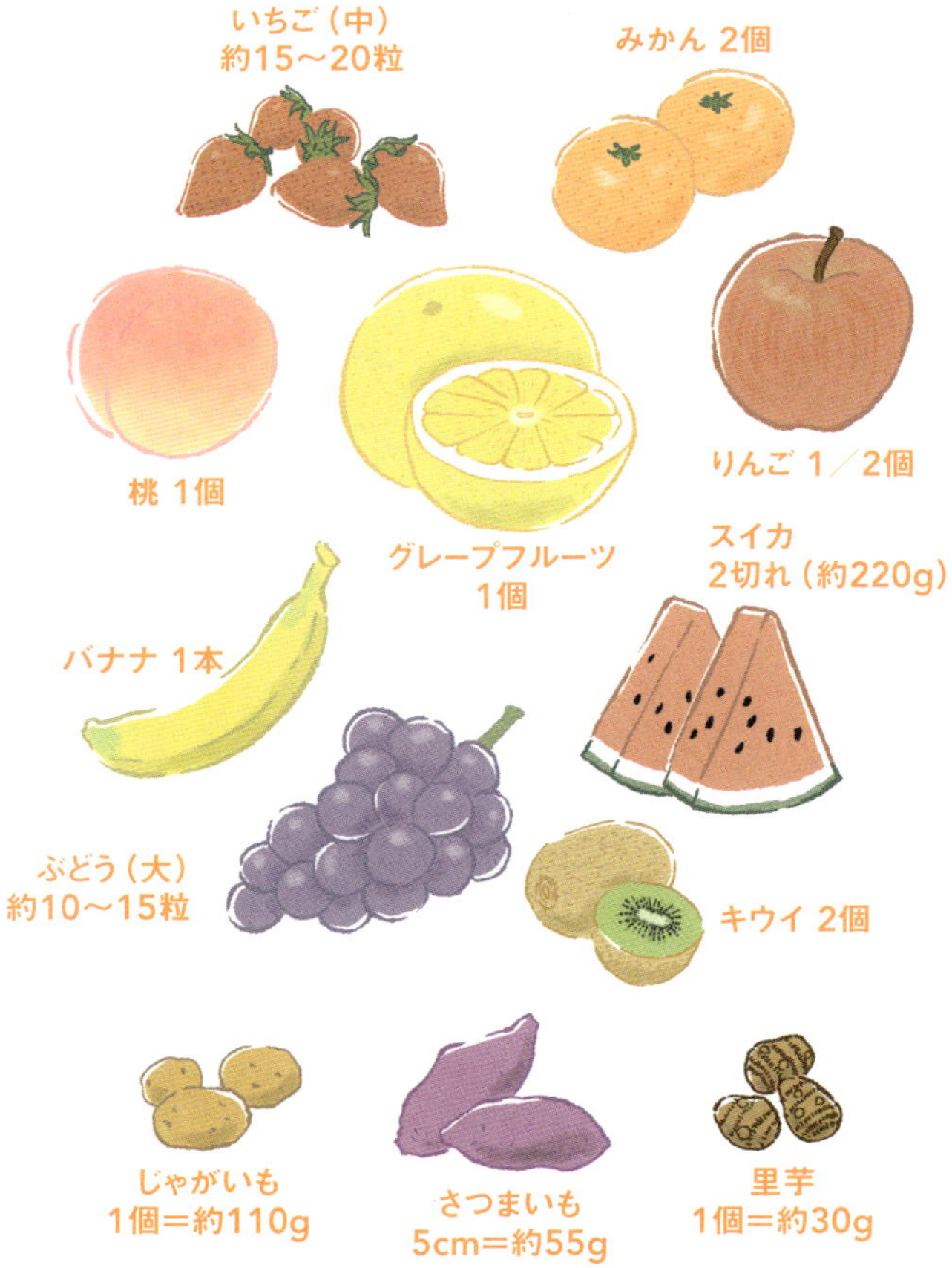
いちご（中）
約15～20粒
みかん 2個
桃 1個
グレープフルーツ
1個
りんご 1／2個
スイカ
2切れ（約220g）
バナナ 1本
ぶどう（大）
約10～15粒
キウイ 2個
じゃがいも
1個＝約110g
さつまいも
5cm＝約55g
里芋
1個＝約30g

※果物と芋類は1日のうちに両方摂取する

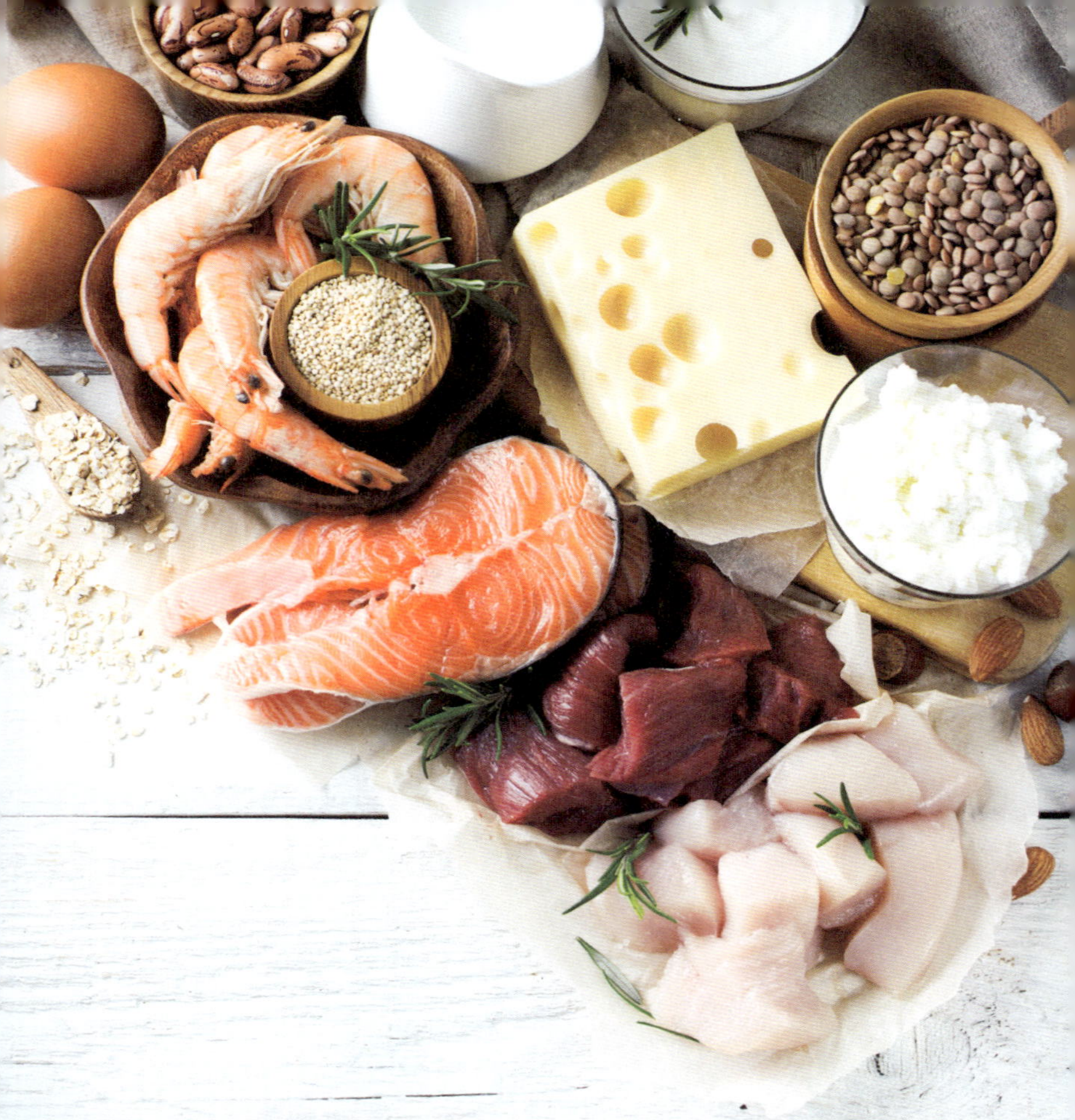

STEP 7

肉・魚・豆

meat, fish, bean

肉・魚・豆を摂取する

ステップ7は、「肉・魚・豆」(たんぱく質)の摂取です。

三大栄養素の1つであるたんぱく質は、「炭水化物(糖質)」「脂質」と並び、私たちが生活するうえで欠かせないエネルギー源の1つです。

たんぱく質は筋肉の材料にもなるので、ダイエットにも欠かすことはできません。

ダイエットをされている方の中には、「大豆しか食べません」「肉は食べません」など、偏っている方が多いようです。

たしかに豆腐は身体に良いですが、だからと言って、いくらでも食べて良いというわけではありません。**肉には肉の、魚には魚の良さがありますので、できたら3種類とも食べるのが理想**です。

痩せるために、ささみや鶏むね肉ばかり食べようとする方がいらっしゃいますが、鶏だけでなく、豚も牛も食べることで、よりバランスが良くなります。ただ、脂身はなるべく除去しましょう。

今日は牛を食べたから明日は豚にしてみようなど、ローテーションを組むと黄金バランス食の上級者です。

1食で摂取すべき量は、次のとおりです。

● 肉：手の平分
● 魚：脂の多い魚なら手の平分／脂の少ない魚なら片手分
● 豆：納豆なら1パック／豆腐なら半丁／豆乳なら約200㎖

1種類に限定せず、好きなものをいろいろ取り入れてください。肉・魚・豆のほか、魚介類からも、たんぱく質を摂取できます。

さあ、ここまで読み進めてきた感想はいかがでしょうか？黄金バランスをマスターしたら、まずは1カ月間、栄養素をプラス、プラスしていく意識で、食べ続けてみてください。間違いなく、あなたの心と身体に変化が表れることを実感できるはずです。

1食で摂取すべき量

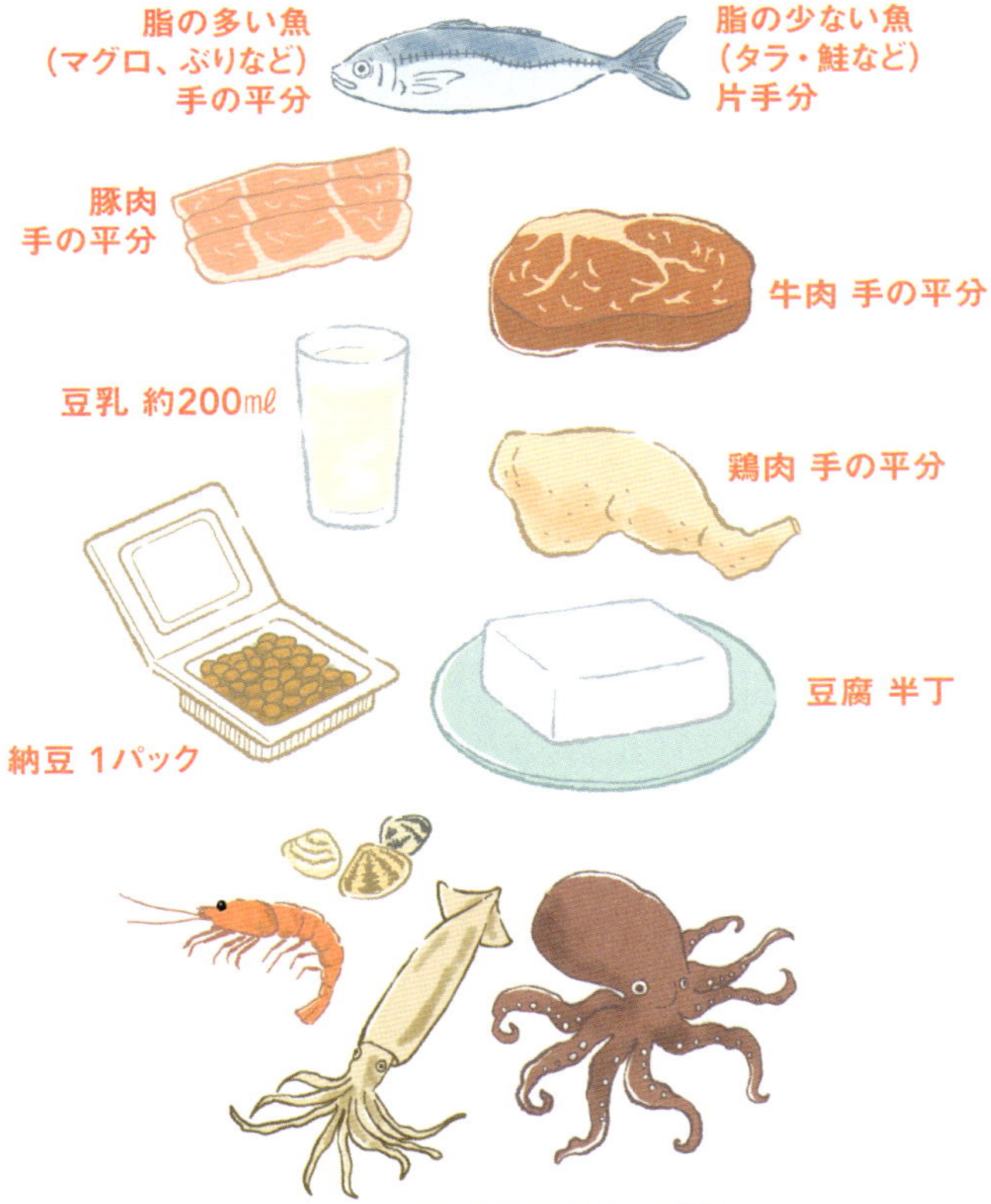
脂の多い魚
（マグロ、ぶりなど）
手の平分
脂の少ない魚
（タラ・鮭など）
片手分
豚肉
手の平分
牛肉 手の平分
豆乳 約200㎖
鶏肉 手の平分
豆腐 半丁
納豆 1パック
魚介類 約80〜100g

簡単おすすめレシピ

料理が苦手な人でもすぐにつくれちゃうレシピを8つご紹介。
どれも簡単なものばかりなので、
「今日●●●が足りない！」というときはぜひ。

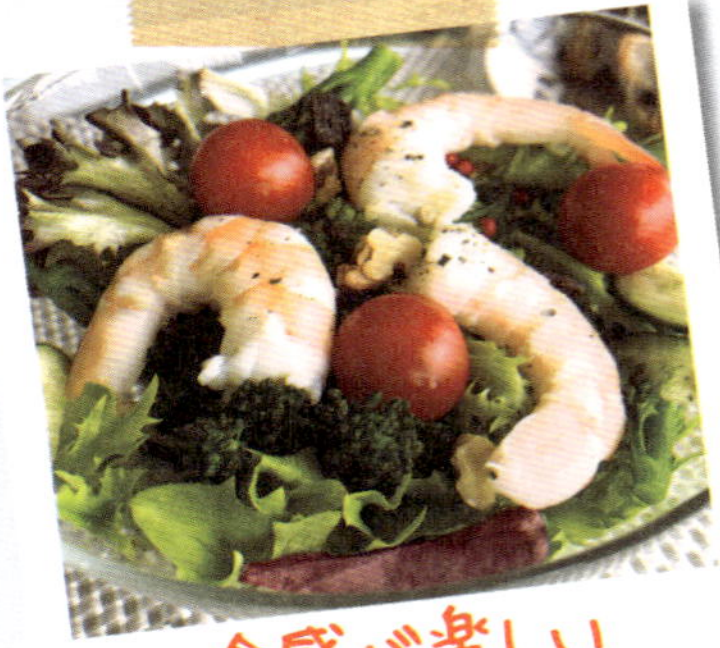

食感が楽しい彩りサラダ

材料

・好きな野菜 50〜70g
（サニーレタス、リーフレタス、クレソン、セロリの葉、水菜、ルッコラ、きゅうり、にんじん、トマトなど何でもOK！）
・エビや蒸したカボチャなど お好みで

A
・オリーブオイル 小さじ1〜2
・レモンポン酢（普通のポン酢でもOK） 大さじ1

B
・バジルとガーリックのソルト（塩コショウでもOK） 適量
・ピンクペッパー（or粒コショウ） 10粒ほど
・刻んだナッツ 適量　・干しぶどう 適量

つくり方

1. 洗った葉物野菜をちぎって、お皿に盛り付ける。
2. 食べやすい大きさに切ったきゅうり、にんじん、トマト、エビや蒸したカボチャなどをトッピング。
3. AをかけたらBをちらす。

おすすめポイント　ドレッシングをつくりおきしておけば、家に残っている野菜で簡単につくれます。野菜と食感の違うナッツと干しぶどうを入れることで満足度がぐんとUP！

材料

・木綿豆腐 50〜80g
・温かいご飯（雑穀米や玄米でもOK） お茶碗1杯
・大葉 好きなだけ　・焼きのり 好きなだけ
・塩 少々　・ふりかけ胡麻 適量
・おかか お好みで　・わさび お好みで

つくり方

1. 木綿豆腐をお皿にのせて、ラップをかけてレンジに1分程かける。
2. ざるにあげて、軽く上から圧をかけて水切りする。
3. 豆腐をざくざく手でほぐして、ご飯と和える。
4. 大葉とのりを千切りに（手でちぎってもOK）して、ご飯にかける。
5. 塩、ふりかけ胡麻をかける。
6. おかか、わさびをお好みでのせる。

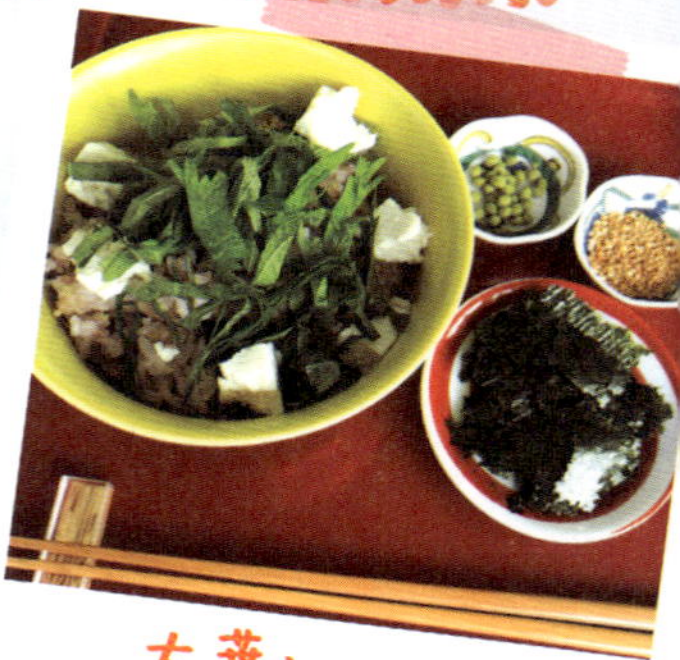

大葉とのりの豆腐ご飯

おすすめポイント　炭水化物とたんぱく質が一緒に摂れちゃうお手軽メニュー。

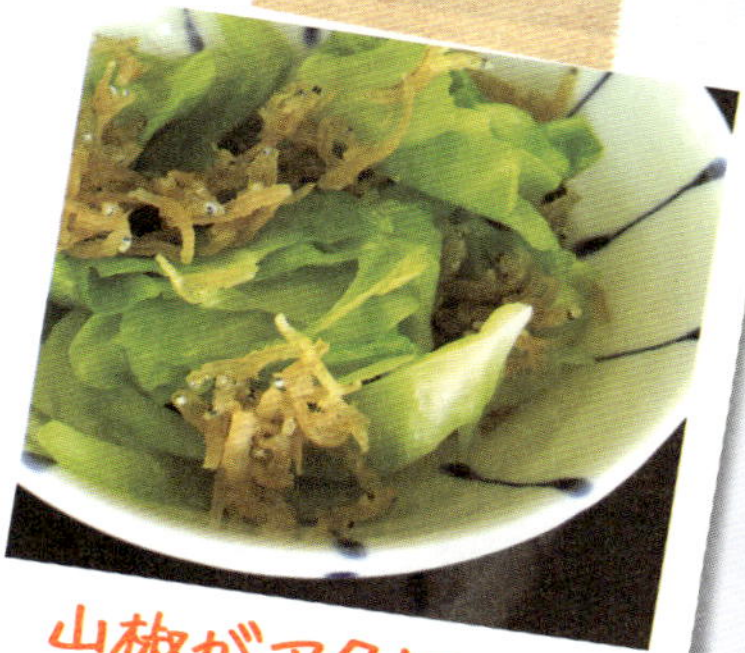

山椒がアクセントのゆでキャベツ

材料

・キャベツ 好きなだけ
・市販の山椒ちりめん 適量

つくり方

1. キャベツを芯から外し、塩を加えたたっぷりの湯で2〜3分ゆでる。
2. ざるにあげて、食べやすい大きさに切る。
3. 山椒ちりめんを混ぜる。

おすすめポイント 山椒ちりめんの代わりに市販の佃煮でも美味しいですよ。キャベツのゆで時間を短くしてしゃきしゃき感を残すと食べごたえあり。

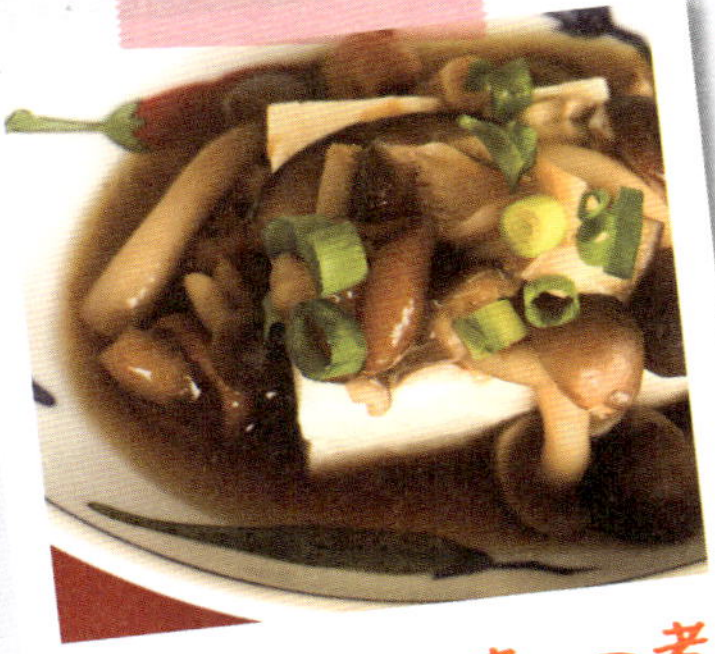

3種のとろとろきのこ煮

材料

・しいたけ 4つ　・しめじ 1パック
・なめこ 1パック　・めんつゆ（4倍濃縮）大さじ3
・水 400mℓ　・かつおぶし 3g

つくり方

1. しいたけは薄切り、しめじは房をばらす。
2. 鍋に水を入れる。
3. しいたけとしめじを入れ、沸騰させる。
4. さっと水洗いしたなめこを入れ、2〜3分煮る。
5. めんつゆを入れ、かつおぶしを入れる。

おすすめポイント つくりおきしておけば、湯豆腐にかけたり、アジなどの魚に軽く塩・片栗粉を振って揚げたものにかけたりなど、いろいろなバリエーションで楽しめます。豚や鶏にも合います。

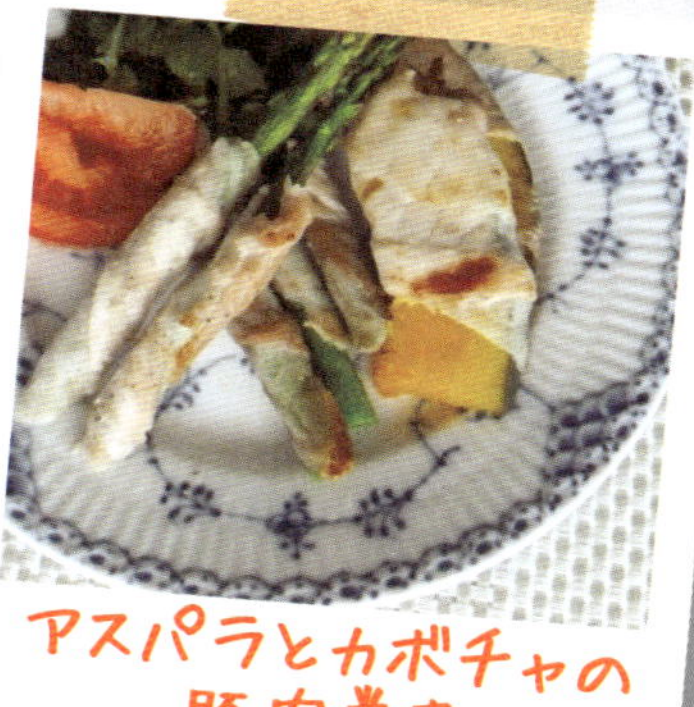

アスパラとカボチャの豚肉巻き

材料

・アスパラ 2本　・カボチャ 30g
・豚の薄切り肉 80g　・塩、コショウ 適量

つくり方

1. アスパラは下の方の固い部分を切る。
2. カボチャは固めに蒸す（もしくはレンジでチンする）。
3. 豚の薄切り肉を広げて、塩・コショウをかける。
4. アスパラ1本に豚肉を斜めに下から巻きつける。カボチャは巻きやすい大きさに切って、豚肉で巻く。
5. グリルに入れて中火で4〜5分焼く。

おすすめポイント 肉、芋類、野菜を一度に食べられるメニュー。グリルで焼けば、余分な油も使わずにすみます！

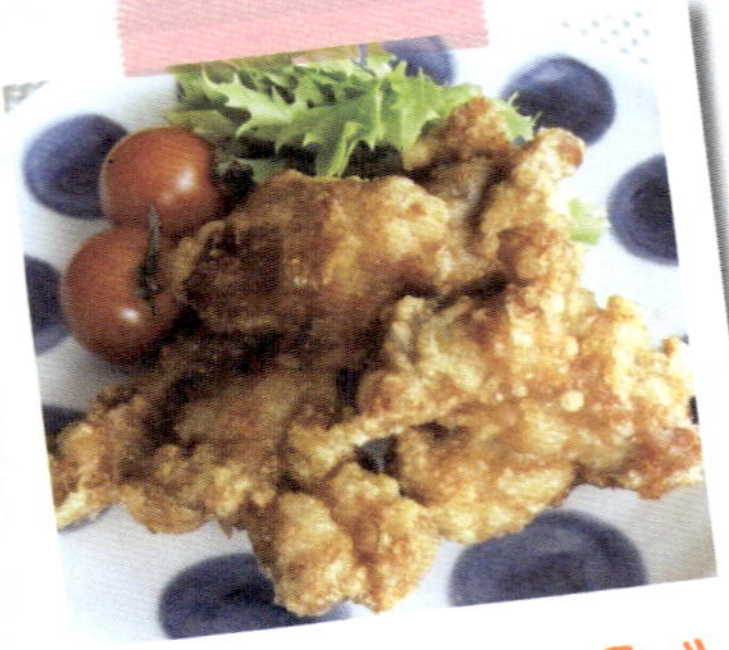

カロリーオフから揚げ

材料

・鶏もも肉 1枚　・しょうゆ 小さじ2
・酒 小さじ2　・片栗粉 適量

つくり方

1. 鶏もも肉を一口大に切る。
2. しょうゆ、酒を混ぜ、鶏もも肉を10分漬ける。漬けている途中で一度ひっくり返す。
3. 鶏もも肉を取り出し、水分を拭きとったら、片栗粉を薄くつける。
4. 180度に温めておいた油で3〜5分揚げる。

おすすめポイント　モデル体型ダイエットは、食べてはいけないものはありません！　なので、から揚げもOK。片栗粉を薄くつけることが、太らないポイントです。

万能な牛丼の素

材料　・牛肉 150g　・玉ねぎ 1つ　・白滝 100g　・しいたけ 4つ
・水 300ml　・めんつゆ（4倍濃縮）大さじ5
（すきやきのたれなど、残っているものを混ぜてもOK）

つくり方

1. 牛肉は食べやすい大きさに切る。玉ねぎとしいたけは薄切りにする。
2. 白滝はさっと洗って、ざるにあげて水分を切ったら食べやすい大きさに切る。
3. 鍋に牛肉と玉ねぎを入れて、牛肉から出る油で炒める。油が足りなければ足す。
4. しいたけを入れてまぜたら、水、白滝を入れる。
5. めんつゆを入れ、玉ねぎ、しいたけが煮えたら完成。

おすすめポイント　卵でとじても美味しいです。牛肉を鶏肉に変えると、親子丼にもなりますよ。つくりおきしておけば、たんぱく質が足りないときに便利です。

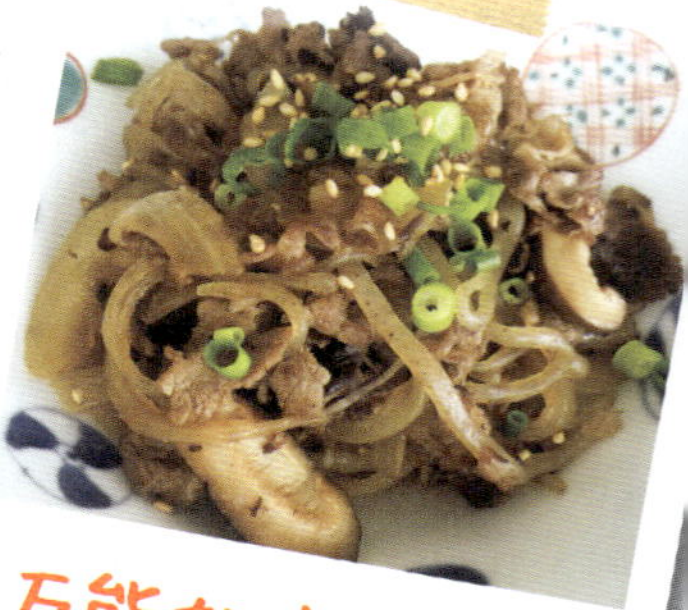

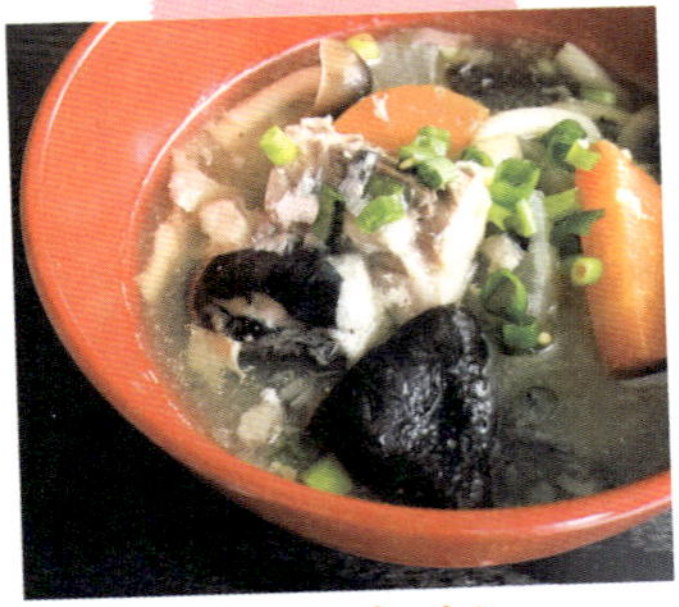

さばの缶詰めお味噌汁

材料

・さば缶（水煮）100g　・味噌 15g
・水 500mℓ　・大根 100g　・にんじん 50g
・しいたけ 50g　・あさつき 適量

つくり方

1. 大根、にんじん、しいたけ、水を入れたら火にかける。
2. 具材に火が通ったら、さば缶を汁ごと入れる。
3. 味噌を入れ、ひと煮立ちさせる。
4. 最後にあさつきを散らす。

おすすめポイント　魚を手軽に摂りたいときにおすすめ。「味噌汁にさば缶!?」と思われるかもしれませんが、コクが出てとても美味しいのでぜひ試してみてください！

料理が苦手でも大丈夫！

モデル体型ダイエット塾の塾生の中には、料理が苦手な方もたくさんいます。ですが、みなさん、しっかりと体重を落とすことができています。

例えば、魚を調理するのが面倒なら、スモークサーモンやお刺身を活用、野菜があと少し足りないというときは、大根おろしを納豆に入れて食べたり、ミニトマトを常備しておいて足りない分をつまんだり。

盛り付けるだけ、焼くだけ、レンジでチンするだけ、など、簡単な調理でも黄金バランスの食事をすることができます。

また、さつまいもやカボチャは火を通して保存しておけば、メインの付け合わせにもなりますし、味噌汁に入れることもできます。

市販のものをうまく使おう！

めかぶ、もずく、漬け物、キムチ、梅干し、納豆、塩昆布などを常備しておけば、少し栄養素が足りないというときに手軽に食べられるので便利です。切り干し大根や干ししいたけ、ツナ缶などの乾物や缶詰めも、うまく活用しましょう！

料理がぐんとおいしくなるおすすめ調味料

美味しい調味料があれば、料理の味がワンランクアップします。

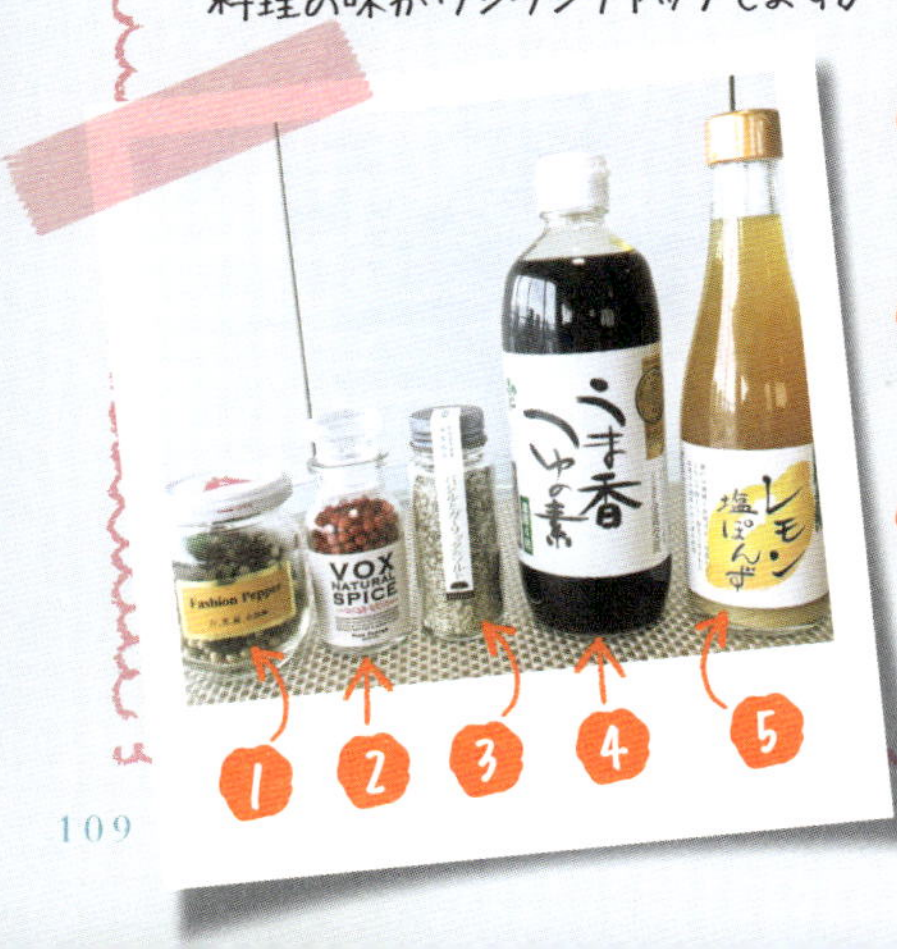

1 ファッションペッパー（浅岡スパイス）
ファッションペッパーは、黒・白・赤・緑の4色のコショウをブレンドしたもの。サラダにそのまま振りかけると、カリッと食感も良い。

2 ピンクペパー（VOXSPICE）
ピンクペパーも、サラダにおすすめ。色味が可愛いので、カルパッチョやサンドイッチにかけたらインスタ映えも。

3 バジルとガーリックのソルト（茅乃舎）
パスタやスープはもちろん、サラダにオリーブオイルと一緒にかけても美味しい。

4 うま香つゆの素（森のきのこ倶楽部）
うま香つゆの素は、万能調味料！107〜108ページで紹介したレシピは、すべてこのめんつゆでつくるとおいしさ段違い！

5 レモン塩ぽんず（倉敷鉱泉）
レモン塩ぽんずは、サラダ、しゃぶしゃぶに。107ページの「山椒がアクセントのゆでキャベツ」に使っても美味しい。

モデル体型ダイエット塾生の
食事を紹介！

ダイエットに成功した塾生の食事をご紹介します。
ぜひ参考にしてみてください！

#washoku

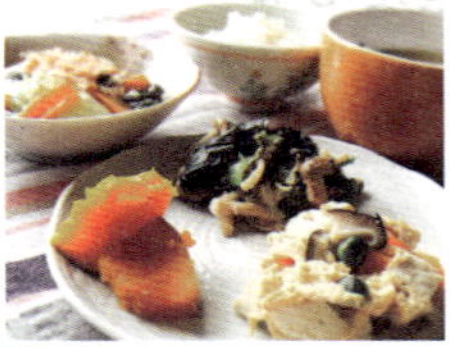

食べたいおかずを少しずつ。いろいろなおかずを食べると、少しでも満足感が得られる！

たくさんの食材が使われていて、栄養満点。歯ごたえの違うお惣菜が3種類あるので、満足感も感じられますね。

#salad & pizza

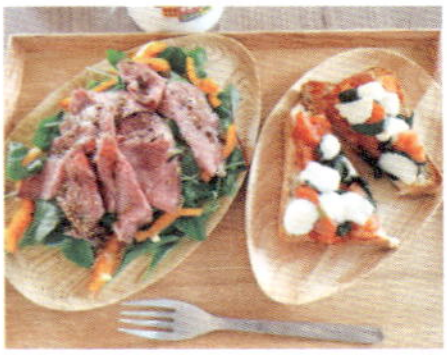

肉、野菜、炭水化物、チーズと、ボリューム満点のサラダとピザ風ランチ。

バランスが良く、見た目もグッド！　1食でこんなに食べても大丈夫！

#breakfast

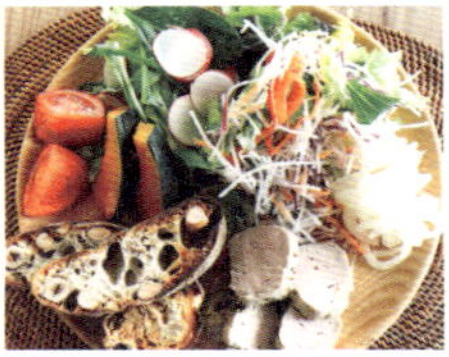

朝食メニュー。ワンプレートをいろいろな食材で埋めていくのが楽しい！

いろいろな野菜があって、いっぱい噛まないといけないので、時間をかけてゆっくりいただけそうですね。

#box lunch

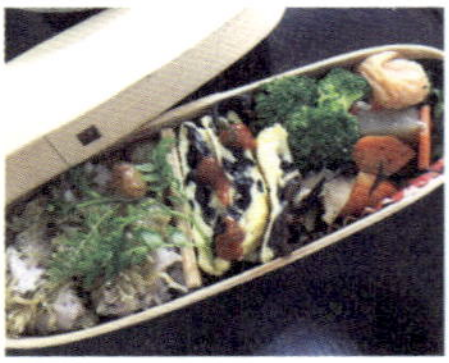

お気に入りのお弁当箱。じゃこ、梅ジャムなんかを活用して飽きがこないよう工夫。

曲げわっぱのお弁当箱に入っているだけで美味しそうですね。中身が盛りだくさんでバランスも良いですね。

#sandwich

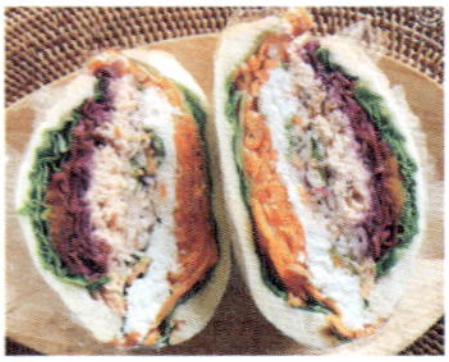

紫キャベツとにんじんのマリネ、スモークサーモン、カッテージチーズ、レタスのわんぱくサンド。

一度にバランス良く食べられるので、忙しいときに良いですね。カラフルな見た目が楽しいのも◎！

#washoku

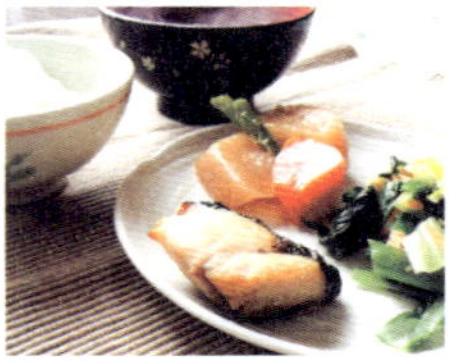

朝ご飯は絶対ご飯派！　ご飯と味噌汁を食べると、やっぱり1日元気に過ごせる！

和定食は飽きがこなくて良いですね。魚と野菜、卵とバランス良し。色もキレイで、美味しそう。

Instagramで「#モデル体型ダイエット塾」で検索してみよう！ 投稿をして情報共有することで、ダイエットのモチベーションをUPさせましょう！

#pasta & salad

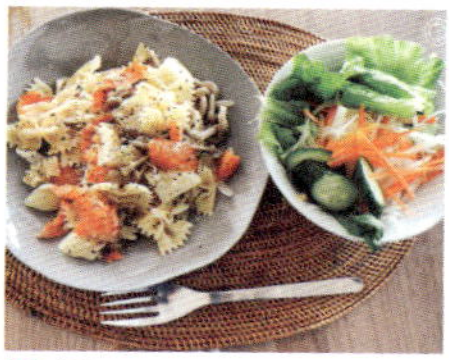

ある日の昼食。モデル体型ダイエットはパスタもOKなのが嬉しい！

麺類の中でもリボン形パスタは歯ごたえもありダイエット向き。サーモンやきのこと一緒というのがバランスも◎。

#breakfast

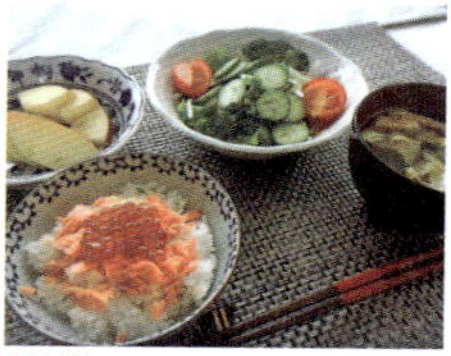

朝ご飯に、鮭いくらご飯とサラダ、さらに野菜たっぷりお味噌汁&フルーツ！

鮭いくら丼、おいしそうですね。鮭はもちろん、いくらもたんぱく質としてカウントしてOK！

#breakfast

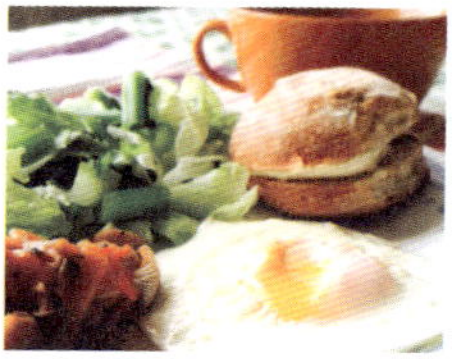

サラダ、目玉焼き、きのこのマリネ、チーズを挟んだパンは、朝の定番メニュー。

赤、緑、黄色とキレイな色で食欲も満足感もUPしそう！忙しい朝は、メニューを定番化しちゃうのも良し。

#box lunch

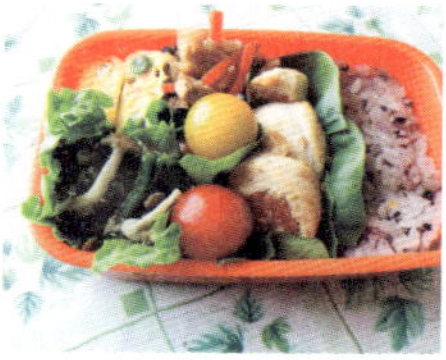

お弁当を持参して、より黄金バランスで食事を摂れるように。詰めるだけなので簡単！

雑穀米に、肉と卵と、野菜が、キレイに美味しそうに詰められていますね。お弁当はダイエットを加速させてくれます。

#Cheesecake

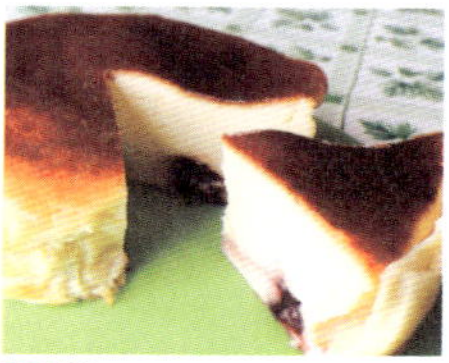

チーズケーキを手作り。スポンジケーキより簡単だし、お腹にもたまるので大好き！

ケーキも手作りなら安心していただけますね。ただ、一度に食べすぎないようにだけ注意しましょう。

#washoku

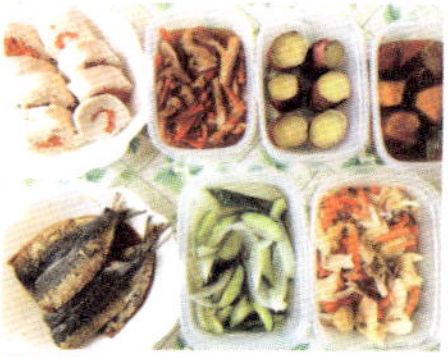

平日は忙しいので、休みの日にまとめてつくりおき。大体7〜8種類をつくります！

つくりおきは時間にゆとりができるので、良いですね。その日に足りないものをピンポイントで補充できちゃいます。

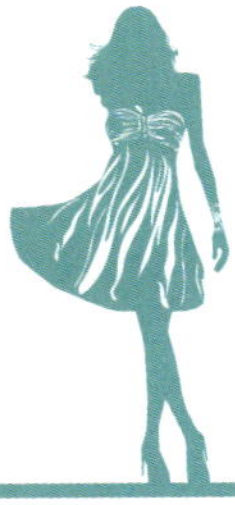

ダイエットの敵「油」を味方につけよう

7つのステップには入れませんでしたが、食事には油（脂質）も必要です。

油は日常的に摂取できている方がほとんどなので、ふだん、油、ドレッシング（ノンオイルでないもの）を普通に使用している方は問題ありません。

ただし、**徹底した油抜きダイエットをしている方は要注意**です。

ある塾生は、157cm55kgから3カ月で50kgまで5kgのダイエットに成功しました。しかし、50kgを切ることがなかなかできませんでした。

そこで、よくよく話を聞いてみると、油をまったく摂取していないようでした。

「今までの油抜きダイエットの癖が抜けず、家に油がありません。ドレッシングもノンオイルドレッシングです」とのこと。

体重が減らないのは油が不足しているのではと思い、次の日からきちんと油も摂取するように伝えました。すると、1カ月ほど経ってから、

「びくともしなかった体重が動き出し、夢の40kg台に突入しました！」

と報告が。それだけではありません。

「便秘が一気に解消して、お肌もつやつやしてきました。今までどれだけ油が足りていなかったのかと考えると怖いです。これからは、油も味方につけます」

と、教えてくれました。

このように、ストイックにダイエットをしてきた方は、今まで摂取しなかったものを無意識に排除する傾向があるので、注意しましょう。

油（脂質）も身体に必要な栄養素だということを忘れないでくださいね。

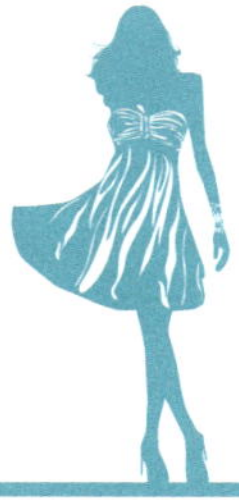

サプリメントやダイエット食品は禁止！

こんな質問を受けることがあります。

「野菜や果物からビタミンを摂取するより、サプリメントを数粒食べるほうが簡単にビタミンを摂取できませんか？」

サプリメントだけで1日分の栄養素を摂ることができそうな気がしますが、モデル体型ダイエットは、サプリメントを「禁止」しています。

栄養素は食べ物から摂取するのが、一番効率良く身体に吸収

されるからです。食材には、1つだけでなく、いろいろな栄養素が含まれています。たくさんの栄養素が含まれている食べ物を食べることで、それぞれの栄養素がより吸収されやすくなるのです。

また、サプリメントは味もなく、咀嚼《そしゃく》も必要ありません。それでは食べたという満足感を得ることができません。

モデル体型ダイエットは、ダイエット食品も禁止しています。

一見、栄養素をまとめて摂取できそうな気がしますし、低カロリーとくればとても魅力的に思えます。しかし、**ダイエット食品を一生食べ続けることができるでしょうか？**

一生続けることができないものは、やめてしまえばリバウンドをします。それでは、なんの意味もありませんよね？

サプリメントやダイエット食品に頼っている方は、今すぐ処分するのがダイエット成功への近道です。

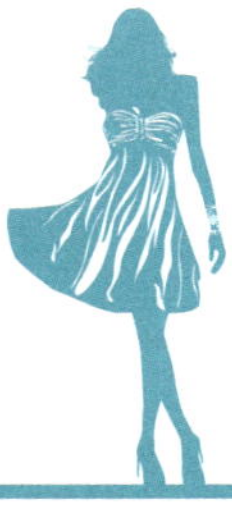

朝ご飯は必ず食べる

私は、**塾生で朝ご飯を食べずして痩せた人を見たことがありません。**

朝ご飯はこれから活動するエネルギーをチャージするために欠かせないものです。

朝は忙しいからと抜く人が多いですが、食べないで良いことなど一つもありません。

朝ご飯を食べなければ、内臓が目を覚ますことができず、頭もぼーっとして集中力が欠けてしまいます。

塾生たちは朝ご飯をゆっくり食べるために、生活全体を見直し、1時間前倒しのスケジュールに組みかえる方がほとんどです。**食べないと太ることを身をもって体験しているので、自然と早起きしたくなっていくようです。**

メニューは旅館に出てくる和朝食のような献立が理想ですが、むずかしい場合は穀物、野菜、たんぱく質の組み合わせで摂ることを意識しましょう。

洋食が好きな人は、パンとサラダと目玉焼きなどが良いでしょう。また、家でなく、職場に着いてから軽く朝ご飯を食べるという方は、コンビニの鮭やたらこなど具入りのおにぎりと野菜ジュースでも〇K。

朝からそんなに食べられないという方は、最初は1種類から始めましょう。

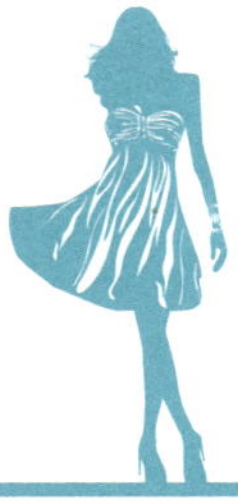

糖質制限ダイエットの恐ろしい罠

糖質制限ダイエットが大流行したこともあり、痩せたいなら糖質をカットすればいいと考えている方はとても多いようです。

しかし、糖質は唯一の「脳」の栄養源なので、健康を維持したり、集中力を上げるためにも、絶対に欠かせない栄養素です。

むやみに糖質を抜いては、栄養は不足し、さらにその状態がずっと続けば身体は省エネモードに切り替わります。そして、次にいつ糖質が入ってくるかわからないため、入ってきた糖質を「脂肪」として蓄えようとしてしまうのです。
糖質制限ダイエットとは、痩せたい気持ちとは裏腹に脂肪がつきやすい身体を自分でつくっているようなものなのです。

食品に含まれる糖質の吸収度合いを示すＧＩ値の高い食材は食べないというダイエットも流行りましたが、何を食べたら血糖値が上がるのかは、実際には個人差があります。同じ食生活を送っていても太る人とそうでない人がいるように、ＧＩ値だけでは一概には判断できないのです。

モデル体型ダイエットは、糖質も脂質もたんぱく質も、それに加えてビタミン、ミネラルもすべて必要量以上を摂取する必要があります。１つでも不足してしまうと、結果的に効率良く脂肪を減らすことはできません。

また、糖質オフの食品を心から美味しいと感じられるでしょうか？

私は、口にするのであれば、心から「ああ、美味しい。これを食べられて幸せ」と感じられるものを選ぶことが、このダイエットを一生続けるポイントだと思っています。

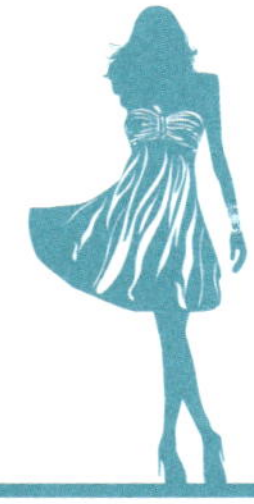

自然とダイエットを成功に導く味覚の変化

美味しく感じるものは味が濃くできています。

私も以前は濃い味つけが大好きでしたが、黄金バランスで食事をするようになり、いつの間にか、薄味のもののほうが美味しく感じるようになりました。本来の食材が持つ美味しさに気づけるようになったのです。

濃い味の料理はお酒がすすみ、食欲をますます刺激してしまいます。お酒を飲んだあとは、シメのラーメンやデザートまで食べたくなってしまいませんか？

無駄な食欲を起こさせないためにも、薄味を心がけ、食品本来の味を楽しめるように工夫しましょう。

薄味にすることで、このダイエットに挑戦した多くの方が、

「砂糖中毒だったのが嘘のように甘いものを欲しなくなった」

「素材の味を楽しめる料理を美味しいと感じるようになった」

と口をそろえて言います。

このように、いろいろな食材をバランス良く食べることで、嗜好が自然と変わり、その結果、ダイエットも加速します。

これまで外食が多かった方だと、自炊によって、より早く味覚が変わることがあります。

自炊をするようになると、外食で摂取するほどの刺激の強い化学調味料を摂取しなくなるので、自然の味に気付くことができ、本来の味覚が戻ってくるからです。

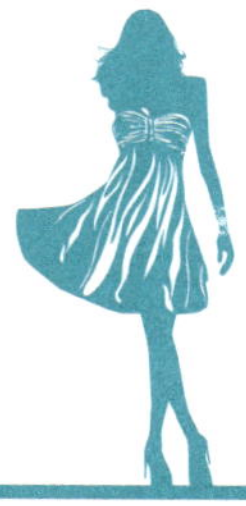

「調味料」を味方につける

モデル体型ダイエット塾では、調味料は何でも使って良いとしていますが、少しだけ注意が必要です。

マヨネーズ、ケチャップ、中濃ソース、とんかつソースは高カロリーなので、使用するときは今までの半分くらいの量に減らしましょう。

これらの調味料はもともと味が濃くつくられているので、少量でも十分に味を感じられます。

塩、味噌はカロリー的にはそれほど意識せず使えますが、日本人は世界の中でも塩分を摂りすぎているので、必要以上は使わない努力をしましょう。

塩を減らすためには、**だし汁やレモン、お酒、コショウなど**を味方につけると良いでしょう。

もっとも気をつけてほしいのはドレッシングです。

1日に350gの野菜を食べるとなると、サラダにドレッシングをかけることも多くなると思います。

ドレッシングは高カロリーなものほど「美味しい」と感じるようにつくられているので、かけすぎにはくれぐれも気をつけてください。

また、外食でサラダを注文するときは、「ドレッシングは別添えで」とお願いしてみましょう。

私の経験では、ほとんどのお店で快く引き受けてくださいました。ぜひ習慣にしてください。

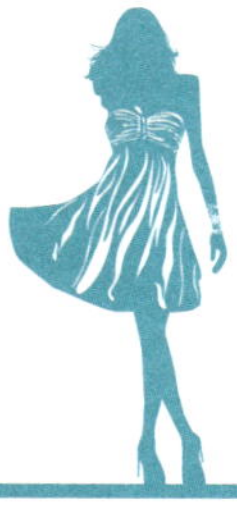

炭水化物が便秘を解消する

便秘はダイエットの大敵です。多くのダイエッターは便秘に悩まされています。

モデル体型ダイエットの実践者の中には、便秘が改善されたという方がたくさんいらっしゃいます。

良い便の条件は、水分が80％程度で、色は黄色から黄褐色。通称「バナナ便」と呼ばれる便です。匂いは少なく、つるんと気持ち良く出ることも特徴です。

食事制限によるダイエットは、食べる量が少ないため便の量が減り、便秘になりやすくなります。さらに食べないことで筋肉が減少し、筋力が低下することからも便秘を招きやすくなってしまいます。

たとえ毎日便が出る場合でも「バナナ便」以外は便秘と言えます。

また、動物性たんぱく質の過剰摂取や白砂糖入りのお菓子は、腸内環境を悪化させ、匂いが強くなるもとになります。

便秘を解消するには野菜を食べることが良しとされていますが、実は、それよりも**炭水化物を摂ることのほうが効果的**です。

炭水化物には、糖質だけでなく食物繊維も含まれています。食物繊維は消化吸収されないので便の量を増やし、快便につなげてくれます。

良い便を出すためには、何よりも炭水化物を毎日3食摂ること。そして、水分、油、野菜や果物から得られる酵素もきちんと摂ることが重要です。

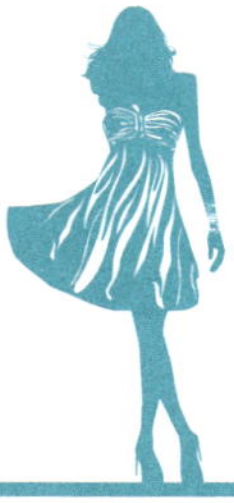

「生野菜は身体を冷やす」は嘘

冷え性の女性は多く、冷え対策に生野菜を食べないようにしている方もいるようです。しかし、それは正しいとは言えません。

生野菜はむしろ、身体を温めるためには摂ったほうが良い食材です。生の果物についても同じことが言えます。

生野菜を食べた直後は一時的に体温が下がりますが、その状態が長く続くわけではありません。

生野菜に含まれる酵素の働きによって体内の血液循環が促進され、免疫力がアップします。代謝が高まることからも、結果的に**生野菜は身体を温めることにつながります。**

一時的にでも身体を冷やしたくないのなら、サラダは冷やさず常温で食べるか、ショウガや味噌といった身体を温める作用のある食材を一緒に摂ると良いでしょう。

野菜に多く含まれるビタミンやミネラルは、熱を加える調理によって破壊されることもあるので、生野菜を避けるのは非常にもったいないことです。

生野菜は調理する手間もかからず、簡単に食べられるので、積極的に食べるようにしましょう。

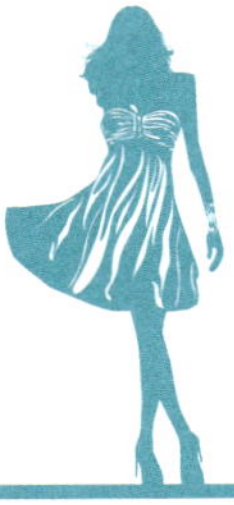

どうしても「甘いものが食べたい！」「お酒が飲みたい！」とき

甘いものが大好きな人にとって、甘いものが食べられないストレスは大きいもの。お酒が好きな人も「禁止」と言われれば一気にやる気がなくなってしまいますよね。

でも、安心してください。モデル体型ダイエットでは、甘いものやお酒は「心の栄養」という位置づけにしています。なので摂ってもＯＫです。

もちろん、食べすぎたり飲みすぎたりすることは控えるべきですが、ストレスがたまるくらいならがまんせず、摂ってもいいと思います。

お菓子は、1日200kcal以下であれば、許容範囲です。**よく考えて心から欲するものを選ぶことがポイント**です。

甘いものをつい食べ過ぎてしまったとき、食事量を減らすことで帳尻を合わせようとする方も多いようですが、それも不要です。お菓子を食べ過ぎたとしても気にせず、黄金バランスを守って、きちんと食事をすることが重要です。むしろここで穀物を抜いたりするから、失敗するのです。

アルコールに関しても同じことが言えます。日常的にお酒を飲むなら、適量は**ワインならグラス2杯、ビールなら中ジョッキ1杯、日本酒ならコップ1杯、ハイボールなら2杯くらいを目安に**しましょう。

モデル体型ダイエット塾の塾生たちは「なぜかお酒を飲みたくなくなった」という方が多くいます。「お酒だけはやめられない、いや、やめたくもないんです」と言っていたAさんも、卒業する頃には「あんなに好きだったのに、炭酸水があれば大丈夫になりました」と、自分でもびっくりしていました。

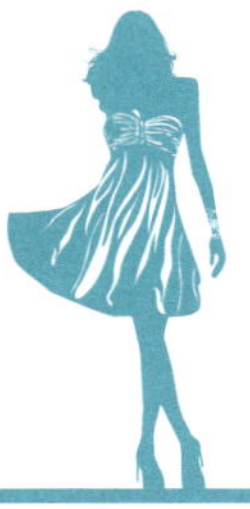

外食で黄金バランスを実践するには？

仕事の関係上、付き合いで外食をしなくてはならない方や出張が多い方もたくさんいらっしゃると思いますが、黄金バランスがしっかり身についていれば、外食も怖くありません。

外食で提供される食事は、美味しさを重視しているため、基本的には味つけは濃く、使う油も多めです。外食ばかりしていると太りやすくなるのはこのせいです。

外食をする場合は、**食材単位で料理をチョイスするようにしましょう。**

その日、たんぱく質が足りていないようなら豆腐や肉料理を、乳製品が足りていないようなら、チーズを使った料理などを選ぶようにすると良いでしょう。

自分でお店を選ぶ場合は、**メニューが豊富なお店を選んだり、なるべくヘルシーな料理を提供するお店にしたりと、お店選びを工夫する**とメニューをより選びやすくなります。

コンビニ食が多い方は、カロリーが少ないインスタント加工食品を選ぶよりも、**なるべく生の食材を調理した商品を選びましょう。**そのほうが栄養素は摂りやすくなります。

近頃はコンビニもお惣菜単位の販売が充実していますから、お弁当を1つ買うより、お惣菜を食材単位でチョイスするほうが黄金バランスの食事に向いています。

和食の献立の定番である「一汁三菜」を意識すると、栄養バランスが整いやすいので、定食のような組み合わせを選ぶようにしましょう。

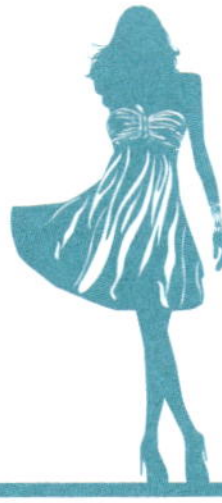

食欲がないときでも食べないとダメ？

黄金バランスで食事をするには、さまざまな食べ物を摂取することが大事だということは、すでにわかっていただけたと思います。

しかし、食欲がないときは、無理に黄金バランスを守る必要はありません。

何も食べたくないときというのは、身体が欲していないときです。

特に、風邪などで体調が悪いときは無理をしないことが大切です。

黄金バランスの食事を摂ることに必死になり、風邪をひいたときでも頑張って食事をしようとする方がいますが、体調が悪いのは身体を休めるべきときだという身体からのシグナルです。今は休憩タイムだと思って、ダイエットはお休みしましょう。

前述したとおり、モデル体型ダイエットは短期間で一気に痩せるものではありません。

食べることは生きることであり、食事は一生続けていくものです。

たかが数日間、バランスが偏ってもまったく問題ありません。

食欲がないとき、体調が悪いときに無理して食べる必要はありません。

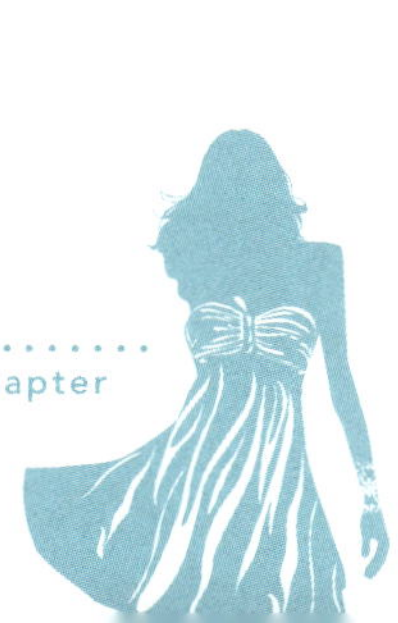

COLUMN

3

もっとも効果的な食事時間とは？

総務省の統計によると、現代人の平均起床時間は朝6時半頃、平均睡眠時間は7時間40分（平成28年）だそうです。1日の平均活動時間は16時間半ほどになります。

消化・吸収を考えると、食事と食事の間は6時間程度あけることが望ましく、朝食は6〜7時頃、昼食は12〜13時頃、夕食は18〜19時頃に摂るのが理想的で、モデル体型ダイエットの効果ももっともあらわれやすいでしょう。

食事と食事の時間があき過ぎたり、1食を抜いたりする生活はお腹が空き過ぎてしまい、ドカ食いをしやすくなります。ドカ食いをすると血糖値が急上昇して脂肪がつきやすい体質になるので、なるべく避けましょう。

ちなみに、お相撲さんの食事法をご存じですか？　食事は1日2食。稽古のあとに2時間くらい時間をかけて食事をし、そのあとたっぷり昼寝をします。お相撲さんの食事は太るための食事ですから、1日2食、食べたあとにすぐ寝るという生活がもっとも太るのに好都合だということがわかります。

この事実からもわかるように、夕食は寝る3時間前までに食べるのが理想的です。

chapter 5

「こんなとき、どうするの？」実践者Q＆A

モデル体型ダイエットの実践者の例を取り上げながら、
よくある質問にお答えします。
成功のポイントやアドバイスを参考にして、
キレイな体型を目指しましょう。

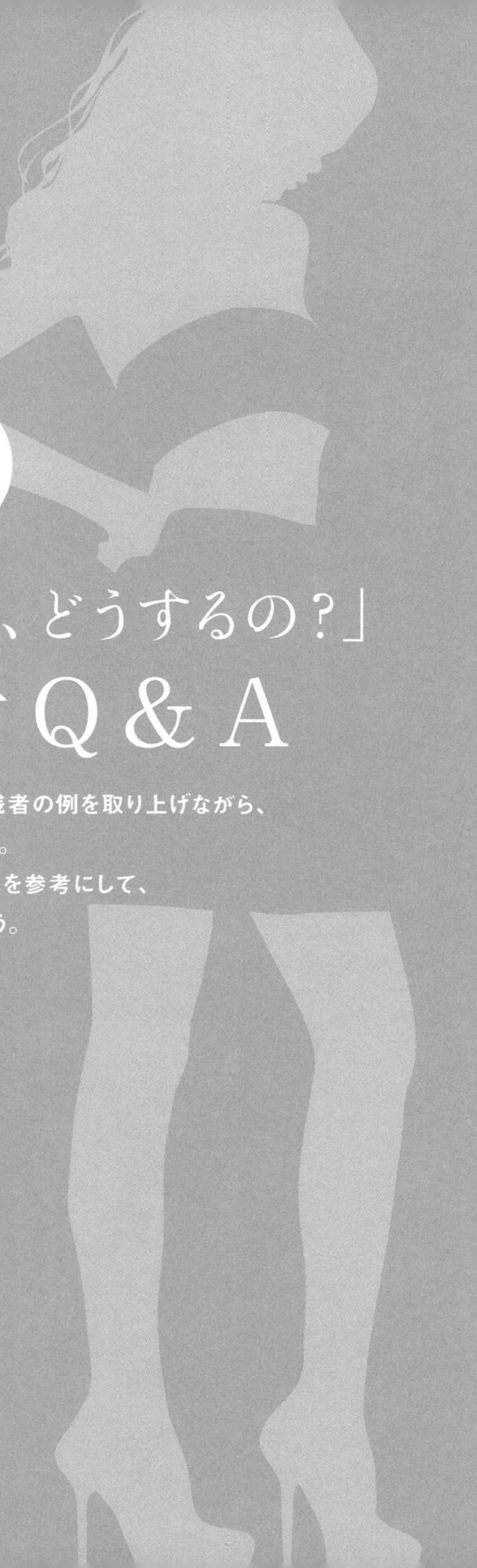

CASE 1 夜勤があって1日3食を守れない。

仕事で夜勤があり生活が不規則で、
1日3食を食べることがむずかしいです。
食事はお昼に1食と
帰宅した深夜に食べる
夕食の2食になってしまいます。
それでも痩せられますか？

Question

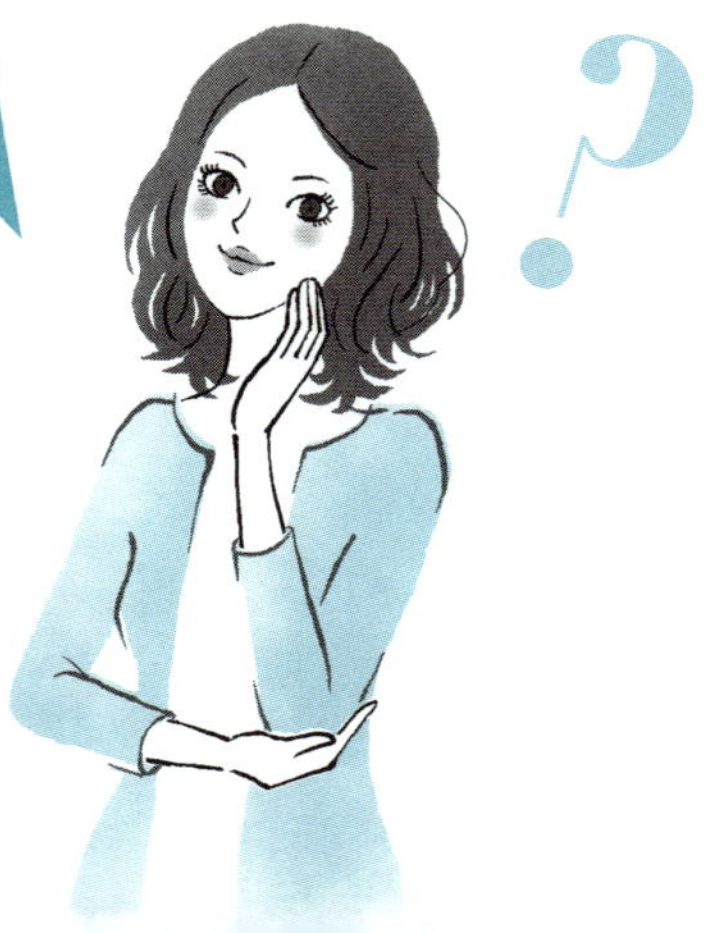

1日3食に分けて食べるのは、「ベター」であって「マスト」ではありません。たとえ1日2食でも、黄金バランスを守れば、痩せられます。

1日3食が守れない場合は、**1日のトータルで口にする食事が黄金バランスになるよう意識**してください。

お腹が空きすぎないよう、休憩時間などにおにぎり1個でも口に入れるようにしましょう。

もし遅い時間に夕食を食べてしまった場合、食べてすぐ寝ることはなるべく避けたいですが、疲れているのに無理に起き続けているほうがダイエットに良くありません。黄金バランスで食べて体質改善をすると、翌日起きて忙しく働いているうちに脂肪がどんどん燃える身体になっていくので、寝ることを優先させましょう。

塾生のHさんは、シフト制の仕事をしていて、早番、遅番と毎日勤務時間帯が変わるため、一定の時間に食事をすることがむずかしい生活でした。入塾後は、毎日同じ時間というわけにはいかないものの、なるべく同じサイクルで胃に食べ物を入れることと、黄金バランスを心がけ、**2カ月でマイナス4.5kg**のダイエットに成功しました。

毎日同じ時間に食事をしたほうが痩せるスピードは早いですが、トータルバランスを守って黄金バランスで食事をすることができれば、きちんと痩せられるのです。Hさんや他の多くの不規則な生活をしている塾生が、それを証明しています。

Hさんは、「食事で身体をつくることの大切さを実感しました」と言い、今もこの習慣を続けています。

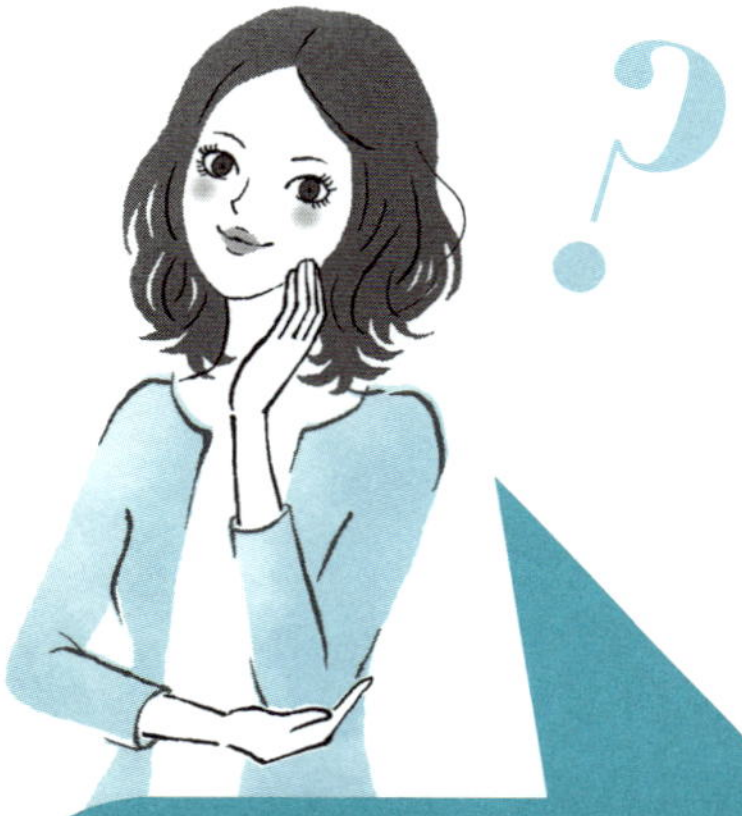

CASE 2

体重が落ちなくなった！

いつも一定の体重までは
落ちるのですが、
そこからなかなか減りません。
どうしたらいいですか？

Question

ダイエットをしているとこのように体重が落ちなくなる「停滞期」を経験することがあります。**停滞期は一般的に、体重が5％減った頃に訪れ、その後、1カ月くらい続く**と言われています。ダイエットを続けていても体重が変わらないため、モチベーションが下がりやすく、最も挫折しやすい時期です。

停滞期は、人体に備わっている「ホメオスタシス機能」によってもたらされます。ホメオスタシス機能とは、外的環境や食べるものが変化しても、血糖値や体温などの生理的な状態を一定に保とうとする身体の自然な働きです。

痩せたいと思う本人の気持ちとは裏腹に、身体は生命活動を維持するため、体重が急激に変化する危機的な状況を避けようとするのです。

ここで知っておいていただきたいのは、**黄金バランスで食べることは身体の細胞を総入れ替えして、ギアチェンジするということ。**はじめは少し時間がかかっても、いったんギアが入ればどんどん脂肪は減っていきます。**停滞期とは、このギアチェンジのために必要な時期ととらえましょう。**

体重に変化があらわれないと、やきもきする気持ちはよくわかります。私もそうでした。「どうして減ってくれないの？　こんなに頑張っているのに」と思うことも、ままありました。しかし、黄金バランスの食事を続けていれば、体内では確実に変化が起きます。

努力は裏切りませんから、黄金バランスの食事を続けながら再び体重が減ってくるのを楽しみに待っていてくださいね。

CASE 3 仕事で毎日お酒を飲まなきゃいけない。

夜の仕事をしているため、
毎日遅くまでお酒を飲まなくてはなりません。
食事は、朝と昼はほとんど食べず、
唯一食べる夕食は
高カロリーな外食ばかりです。
それでも痩せられますか？

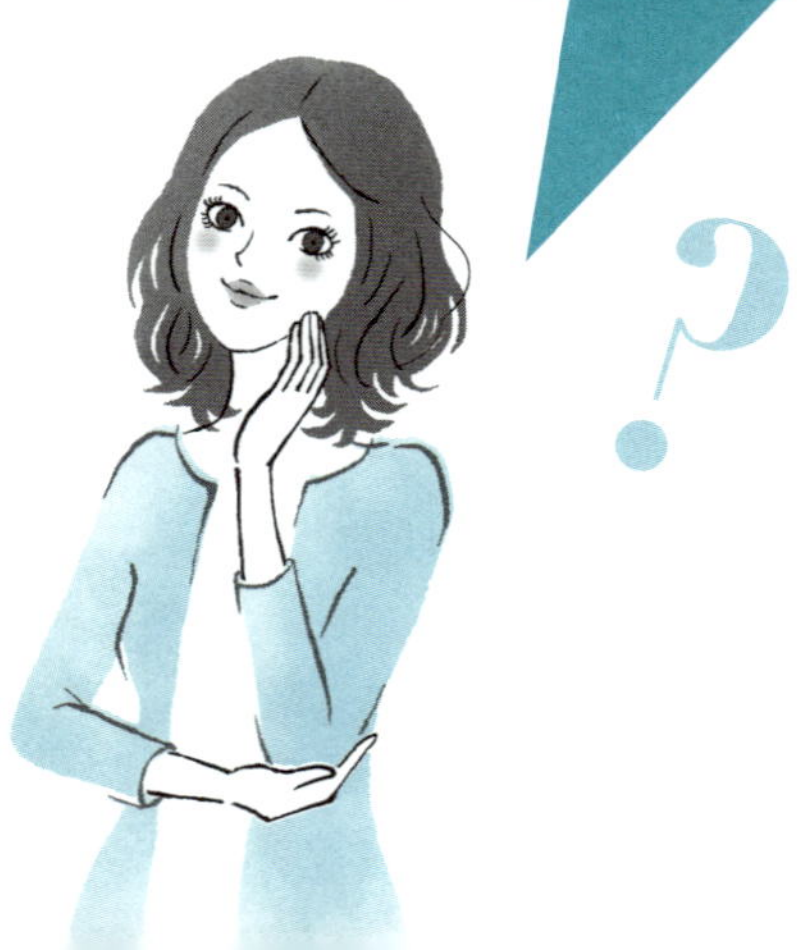

A

外食がメインの1食のみという食生活は、太りやすい体質になってしまう可能性があります。しかも、お酒もたくさん飲むとなると確かに痩せにくいでしょう。しかし、それでも痩せることは可能です。

朝に食べることがむずかしいなら、昼食を食べることから始めてみましょう。まずは1日2食食べることを目標にして、外食で不足しがちな栄養素を自宅で摂るようにしてみてください。

自宅では、外食メニューに使われることが多い塩分と脂質は控えめにとどめ、**不足しやすい野菜や乳製品などを中心に摂るよう**にしましょう。お酒も、なるべくアルコール度数が低いものを選ぶようにすれば問題ありません。工夫次第で必ず痩せることができます。

ワインが大好きで1日1本ワインを飲むことがやめられないという塾生Nさんがいました。塾では、毎日飲むなら嗜む程度（129ページ参照）を推奨していますが、彼女は**酒量をそれほど変えず、2カ月弱で4kgの減量に成功**しました！

彼女に限らず、お酒を飲みながらも食事を変えるだけで痩せた塾生はいます。もし、「お酒はやめられないから痩せられない」と思っていらっしゃるなら、無理にやめなくても良いので、黄金バランスで食事をすることから始めてみませんか？

飲酒は脳を満足させる手段の1つになっていることがあります。Nさんのようなケースもありますが、食事を整えたらアルコールを欲しなくなったという方がほとんどです。

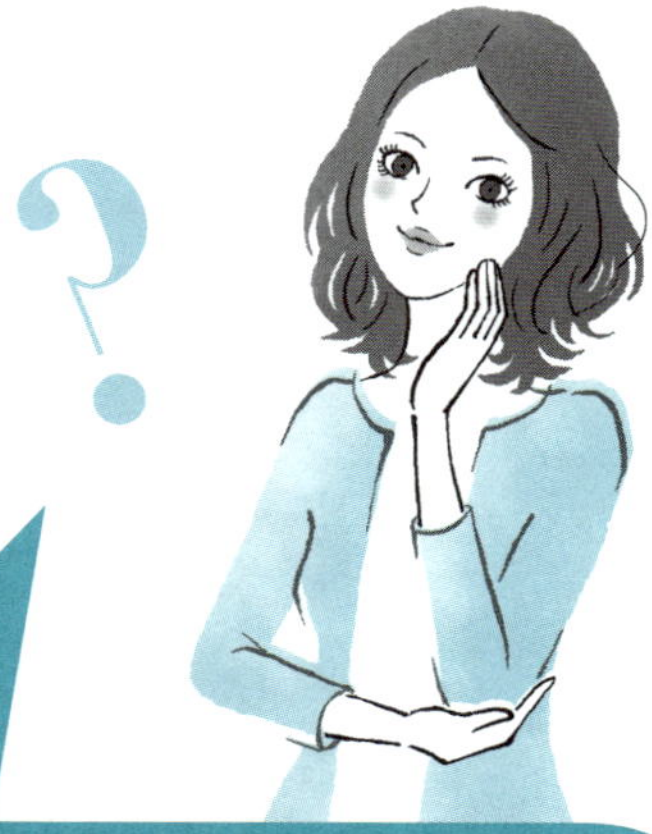

CASE 4

標準体重から痩せたい！

BMI19.8です。
普段から太らないように気を遣っていて、
周りには細いと言われます。
でも、あと2kg痩せたいと思っていて、
それがなかなか叶いません。

Question

もともと痩せ気味ならそれ以下に痩せることは通常の方法では困難です。

スリムな体型をキープしている女性は美意識が高く、常に健康や食生活に気を遣っているがんばり屋さんが多いので、さまざまなことを試してはなかなか結果が出ないとやきもきして、断食などの極端なダイエットに走りがちになります。

どうしても痩せたいのなら、食べないダイエットや運動は頼りになりません。黄金バランスの食事をしましょう。**食事で痩せ体質をつくることができれば、標準体重からモデル体型になることも十分可能**です。

ある塾生は身長160㎝、体重50kg、BMI19.5の痩せ型からモデル体型ダイエットを開始しました。それまでは炭水化物を食べない生活を送っていたそうです。

1カ月目はほとんど体重に変化がありませんでしたが、やがて緩やかに変化が見えはじめました。当初、体重が減らないことばかりに気をとられていましたが、いつもなら体重が増える日もあるのに、変わらず一定であることに気づいたそうです。

黄金バランスの食事を始めてからは50kgの大台にはのらず、体調もいい日が続きました。結果、1カ月1kgのペースで体重を落とすことに成功し、ついにモデル体型を手に入れました。

塾生の中には、大幅に痩せた方だけでなく、標準体重からモデル体型になった方もたくさんいます。モデル体型ダイエットは、どんな体型の人にも効果的なダイエットなのです。

CASE 5

過食嘔吐でも大丈夫？

太ることが怖くて、
過食嘔吐になってしまいました。
食べなければいけない
ダイエットにハードルを感じます。
そんな私でも
痩せられるでしょうか？

Question

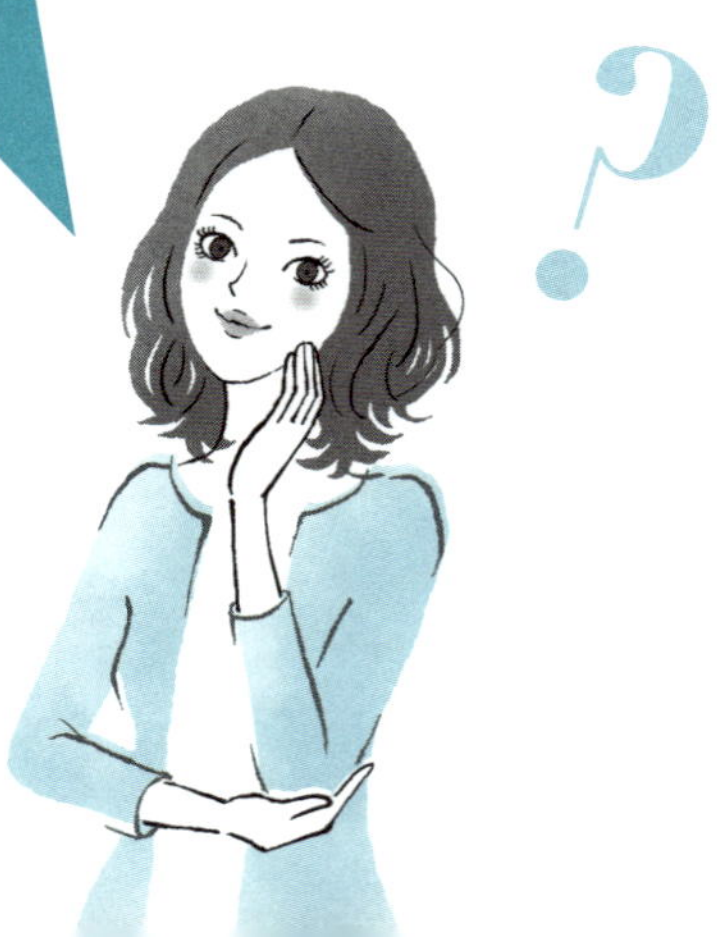

ダイエットをきっかけに過食嘔吐になってしまう人は少なくありません。過食嘔吐とは、短時間にたくさんの量を食べたあと、罪悪感から食べたものを意図的に吐き出してしまう症状のことです。過食嘔吐になってしまった場合、栄養不足からメンタルにも不調があらわれ、鬱《うつ》を患うケースが多く見られます。

ホルモンバランスが乱れることから、肌荒れなど身体のあちこちにもトラブルが起きやすくなります。食べないことで体重は減らせても、これでは真に美しくなることはできません。

過食嘔吐の場合、これまでの食生活から非常に代謝が悪い体質になっていることが考えられます。そのため、食事を黄金バランスできちんと摂るようになると、最初は体重が1～2kg増加することがあります。しかし、**きちんと食べることで、そのあとに体重がどんどん減っていきます。**

塾生にも過食嘔吐の悩みを抱える方が何人もいます。食べることに罪悪感を覚えるので、最初は食べて痩せるこのダイエット法をむずかしく感じますが、**入塾された多くの方が食事の力を信じて一生懸命食べ、心身ともに健康になっています。**

今ではつらかった時期の経験を活かして、同じ摂食障害に悩む方をサポートしている人もいます。

黄金バランスで食べることは痩せることにとどまらず、**身体のすみずみまで栄養を行き渡らせて精神を安定させ、人生を前向きに運んでいく力を養ってくれます。**まずは「やればきっとうまくいく」と自分を信じて、実践してみてください。

おわりに

最後までお読みいただき、ありがとうございました。
最も効率的に、リバウンドせずに痩せる方法を、
包み隠さずお伝えいたしました。
あとは実践のみです。
ぜひ「食べて痩せる」を体感してみてくださいね。

コツコツと実践を積み重ねれば、
「黄金バランス」という一本の太い軸が身体の中にできあがります。
その軸さえできたら、あなたはもう、
どんなダイエット情報にも惑わされることはありません。
一生ダイエットに悩むことはなくなるでしょう。

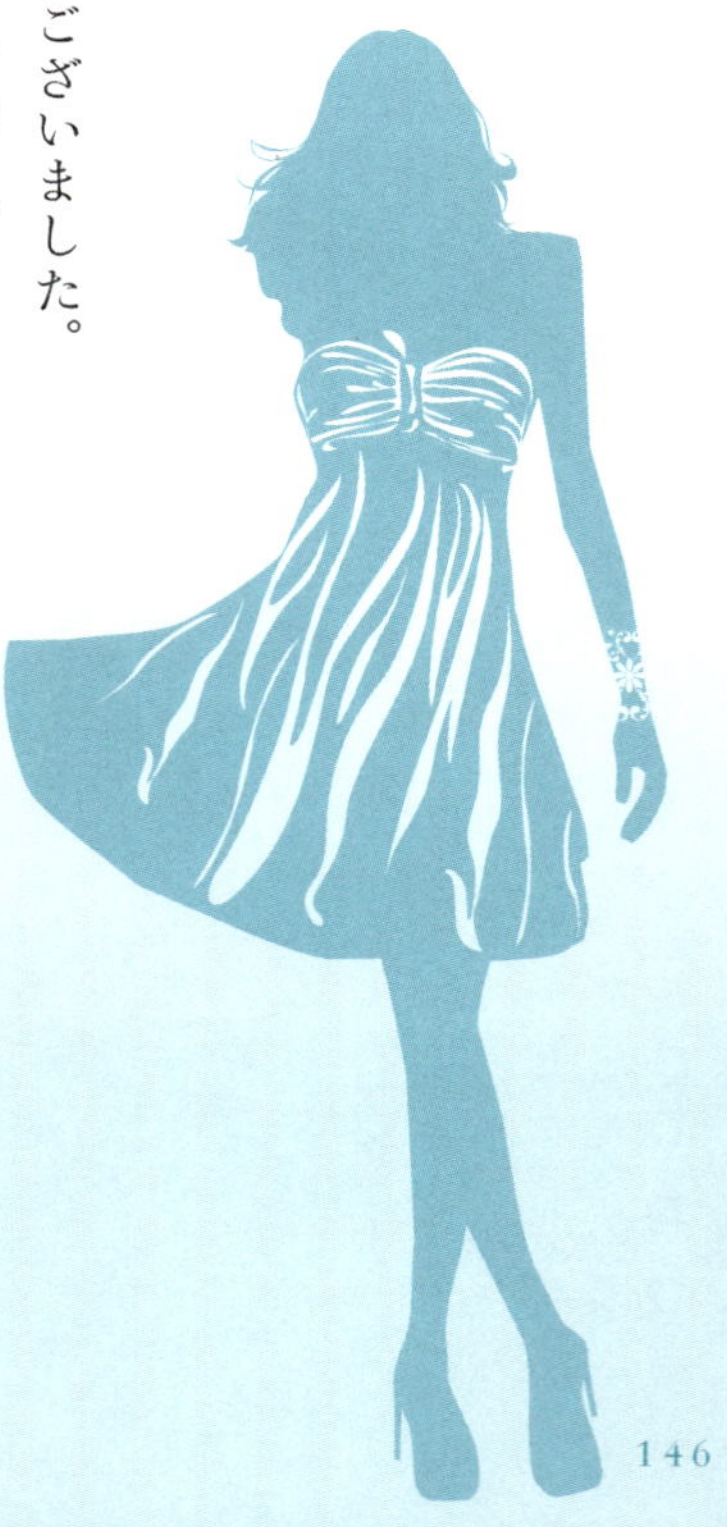

痩せるための運動も、サプリも、ダイエット食品もいらなくなります。
そして、続ければ続けるほど代謝が上がり、
「痩せの大食い体質」になれます。
食べるだけでそれが叶うなんて、こんな素敵なことはありませんよね。

モデル体型ダイエット塾を始めた2010年当初、
私しかこの「モデル体型ダイエット」の実践者はいませんでした。
なので、他の人が私と同じ食事をして
同じように痩せられるのか最初はとても心配でした。
しかし、モデル体型ダイエット塾に入塾してくれた
塾生のみなさんは私の言葉を信じて、
一生懸命、黄金バランスの食事を実践してくださいました。
するとどうでしょう。
みなさん、するすると痩せていったのです。
「こんなにダイエットが楽しいと思ったのは初めてです」

「アルコールもお菓子も、何でもOKなので、
食事会や飲み会を断る必要がなくなりました。
友人と一緒に食事を楽しめるのがとにかく嬉しいです」
「食事がきっかけで、これほど自分を大切に思えるようになるなんて不思議です。
食べることって大切なんですね」
「こんなに食べているのに体重が減るなんて、夢みたいです」

まだまだ数え切れないほどの喜びの声が寄せられています。

私は、ダイエットに成功するのに一番大切なことは、
「自分を信じる力」だと思っています。
自分の身体を自分が選んで食べたものでコントロールできるようになると、
自分を信じる力が芽生えます。
そして、自分を愛せるようになります。
今ある身体は、あなたが今まで選んで食べてきたものの結晶です。

誰もあなたの口に無理やり食べ物を詰め込んだわけではありません。
「こんな贅肉がたっぷりついてしまって……。イヤだわ。こんな自分は嫌い」
こんなふうにあなたがいつまでも満たされなくて不幸だったら、
あなたの周りの方も決して幸せにはなれないでしょう。
モデル体型ダイエットは「生きること」そのものです。
あなたが自分を愛せるようになったら、
周りも幸せを感じられるようになります。

どうか、あなたのダイエットをこの本で成功させてください。
そして、自分を信じて愛する力を育ててください。
自分の未来の姿を変えるのは「次の一口」から始まります。

さあ、今日は何を食べましょうか？
一生懸命考えて、自分が一番美味しいと思えるものを選んで、
じっくり味わってくださいね。

最後に、これまで私を信じて
モデル体型ダイエットを実践してくださった
塾生のみなさまに改めてお礼申し上げます。
このモデル体型ダイエットは私だけの力では完成しませんでした。
塾生の方の事例があったからこそ、ここまで来ることができたのです。
これからも黄金バランスの食事を一生続けてまいりましょう。

モデル体型ダイエット塾インストラクターのみなさん、
ダイエットをするうえで、誰一人、全く同じ条件という人はいません。
あなたにしかできないサポートを待っている方が
まだ、数えきれないほどいることでしょう。
これからも一緒に黄金バランスを伝えていってください。

本の制作にご協力くださった加藤さん、山本さん、

コーディネーターの飯田さん、
みなさまの絶大なサポートでここまでたどり着きました。
本当にありがとうございました。
みなさまとともにつくり上げたこの本が、
食卓から日本の未来を変えるきっかけになればと思います。

美味しく食べて美と健康を

三田智子

著者紹介

三田智子（みた・ともこ）

一般社団法人 日本栄養バランスダイエット協会 代表理事
大学卒業後、国際線CAとして3年乗務後、出産を機に退社。その後、増えた体重を戻そうとするが、専業主婦時代の20年間、ダイエットは失敗続き。試行錯誤の末、48歳のとき、半年で10キロのダイエットに成功。この経験を活かし、2010年にコネも資格もビジネス経験も全くのゼロから「モデル体型ダイエット塾®」をスタート。2013年、同ダイエットを日本一安全で効率的なダイエットに進化させるため女子栄養大学短期大学部に入学、2020年には管理栄養士の資格を取得した。「この素晴らしいダイエットをもっと世に広めたい」という受講生の声に背中を押され、2015年、一般社団法人 日本栄養バランスダイエット協会を設立。10代から70代のダイエットに悩める4000人超の受講生のうち、9割以上が「運動ゼロで食べて痩せる」に成功するという実績をあげる。食べるだけで痩せて健康になるので、“命の恩人”と感謝されることもしばしば。同ダイエットのインストラクター育成にも力を入れており、日本だけでなく、海外からも生徒が集まるほど。これまで、100人以上のインストラクターを育成。日本中の人が「ダイエットをするなら黄金バランスの食事」と認知し、信頼される協会を目指している。

日本栄養バランスダイエット協会HP
http://eiyo-balance.com/

「モデル体型ダイエットメール塾」
メルマガのお申し込みはこちらから➡

40代《だい》からの食《た》べてやせる
キレイな体《からだ》のつくり方《かた》

〈検印省略〉

2018年 5 月 22 日 第 1 刷発行
2025年 4 月 24 日 第 15 刷発行

著　者――三田 智子（みた・ともこ）
発行者――田賀井 弘毅

発行所――株式会社あさ出版
〒171-0022 東京都豊島区南池袋 2-9-9 第一池袋ホワイトビル 6F
電　話 03 (3983) 3225 (販売)
03 (3983) 3227 (編集)
F A X 03 (3983) 3226
U R L http://www.asa21.com/
E-mail info@asa21.com

印刷・製本 (株) 光邦

note http://note.com/asapublishing/
facebook http://www.facebook.com/asapublishing
X https://x.com/asapublishing

ISBN978-4-86667-058-4 C2077